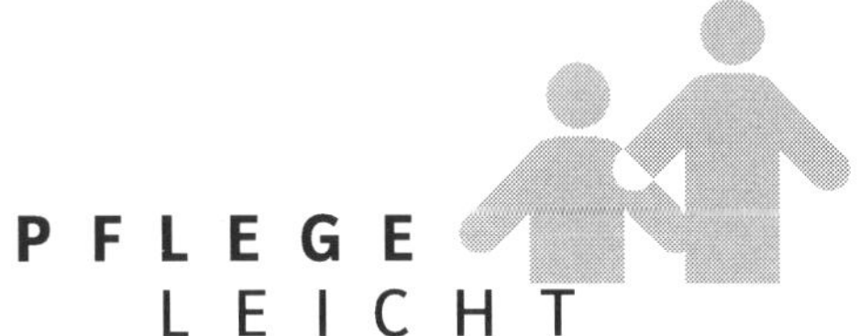

Barbara Messer

100 Tipps für die Validation

4., aktualisierte Auflage

- Grundlagen & Zielgruppen
- Praktische Umsetzung im Alltag
- Symbole & Symptome von A bis Z

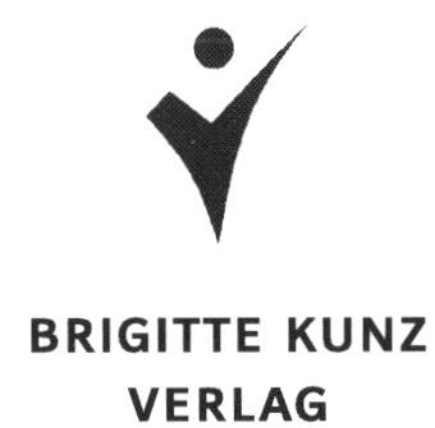

BRIGITTE KUNZ
VERLAG

Die Autorin:
Barbara Messer, Jg. 1962, ist Spezialistin für Change-Prozesse, Führungsarbeit und Train-the-Trainer, Resilienz und vieles mehr. Sie liebt echte Herausforderungen und macht Menschen Mut, sich diesen zu stellen. Als Altenpflegerin begleitete sie Menschen in ihren größten Lebenskrisen und war im Management tätig. Sie ist Bachelor of Business Administration, NLP-Master & -Trainer, Ausbildungstrainerin. Ihre Zusatzqualifikationen: Sozialmanagement, Management von Gesundheitseinrichtungen, TMS®-Beraterin, Systemische Strukturaufstellungen, Maskentheater und Clownstheater, Gewaltfreie Kommunikation. Seit 1999 ist sie als Beraterin, Trainerin, Coach und Autorin selbstständig. Mehr unter: www.barbara-messer.de.

Barbara Messer
Buchwaldzeile 45
14089 Berlin

Bibliografische Information der Deutschen Nationalbibliothek
Die Deutsche Nationalbibliothek verzeichnet diese Publikation in der Deutschen Nationalbibliografie; detaillierte bibliografische Daten sind im Internet über http://dnb.de abrufbar.

ISBN 978-3-89993-840-1 (Print)
ISBN 978-3-8426-8858-2 (PDF)
ISBN 978-3-8426-8859-9 (EPUB)

Reihengestaltung: Groothuis, Lohfert, Consorten, Hamburg
Satz: PER Medien & Marketing GmbH, Braunschweig
Druck und Bindung: CPI Druckdienstleistungen GmbH, Erfurt

INHALT

Für Sarah Messer, meine Nichte. Sie ist ebenso begeistert von der Pflege und Begleitung alter Menschen, wie ich es damals war. Ich bin stolz auf ihre Haltung und ihre Gedanken und freue mich, dass diese Gabe in der Familie weiter wächst. Sehr gerne höre ich ihr zu, wenn sie aus Schule und Praxiseinsatz berichtet.

VORWORT ZUR 2., AKTUALISIERTEN AUFLAGE

Vor einiger Zeit stellte ich während eines Seminars fest, dass ich die Validation wesentlich einfacher und schlichter erklärte, als ich es ursprünglich einmal bei Naomi Feil und Vicki de Klerk-Rubin erlernt hatte.

Durch die viele Praxis und die zahlreichen Fallbeispiele, die in unseren Trainings bearbeitet werden, haben wir die Erklärung nahezu unbemerkt vereinfacht.

Aus diesem Grunde bat ich den Verlag, das Buch überarbeiten zu dürfen.

Seit der ersten Auflage hat sich viel verändert. So habe ich unter anderem eine Ausbildung in systemischer Strukturaufstellung gemacht und durfte dabei wieder einmal erleben, wie wesentlich uns die Themen des eigenen Lebens begleiten. Nur wir allein können gewünschte Veränderungen vornehmen. Diese Erkenntnis begleitete mich bei der Überarbeitung dieses Buches.

Wennigsen, im September 2009 Barbara Messer

VORWORT ZUR 4., AKTUALISIERTEN AUFLAGE

Nun wieder eine Neuauflage – ein weiteres Überdenken und Schreiben dieses praktischen Buches, das Sie, liebe Leserinnen und Leser, so schätzen gelernt haben.

Die praktischen Pflegejahre liegen hinter mir. Es überwiegen mehr und mehr die Jahre, in denen ich alte und auch verwirrte alte Menschen im normalen Alltag erlebe. Eltern von Freunden und Kolleginnen altern. Dadurch weitet sich mein Blick noch einmal. Ich habe meine Mutter verabschiedet (sie ist vor einigen Jahren gestorben) und auch ich werde älter. Mein Wissen, meine Erfahrung weiten sich.

Und jetzt bekommt dieses Buch seine mittlerweile 4. Auflage. Dies freut mich, denn die nicht versiegende Nachfrage ist ein Hinweis darauf, wie sehr die Menschen nach Lösungen und Bereicherungen für den Kontakt und den Austausch mit Menschen suchen, die nicht immer orientiert sind oder an einer demenziellen Symptomatik leiden.

Es gilt, mit diesen 100 Tipps die Validation, wie ich sie einmal vor vielen Jahren von Naomi Feil und ihrer Tochter Vicki de Klerk-Rubin gelernt habe, weiter in die Welt zu tragen. Nur hat sich bei diesem »weiter in die Welt tragen« die Validation etwas verändert. Das ist für mich durchaus stimmig. Denn auf jeder dieser Seiten ist die Anerkennung für das Lebenswerk von Naomi Feil nachzuvollziehen. In meinen Augen hat sie einen grandiosen Meilenstein in der Pflege von alten, desorientierten Menschen gesetzt. Mit ihrem Modell, ihrer Validation hat sie die Pflege enorm verbessert. Sie hat vielen, vielen Menschen deutliches und hilfreiches Rüstzeug an die Hand gegeben, Menschen mit tiefer Empathie zu begleiten und für deren Wohlbefinden positiv mit zu beeinflussen. Sie hat nach meinem Verständnis mit ihrem Konzept der Validation einen Paradigmenwechsel eingeläutet.

Nach wie vor ist der Begriff »Validation« immer im Zusammenhang mit der Begründerin Naomi Feil zu betrachten. Sie und ihre Tochter sowie ein internationales Netzwerk an Validationsexperten achten darauf, dass die »Validation nach Feil« auch die Validation nach Feil bleibt. Diese Sorgfalt und Professionalität möchte ich sehr achten, auch mit diesem Buch.

Dennoch schreibe ich nicht mehr ausschließlich nach dem Verständnis nach Feil. Ich erlaube mir, nach meiner eigenen Erfahrung zu schreiben, andere Denkhaltungen und Erfahrungen einfließen zu lassen. Es wirkt nicht nur die »Methode«, sondern auch der Mensch, der sie anwendet. Zumindest gilt diese Erkenntnis in der Pädagogik.

Jeder und jedem, der eine Ausbildung in Validation nach Feil absolvieren möchte, sei die Ausbildung über die Ausbildungsstätten der o. g. Association empfohlen.

Ich möchte Ihnen dagegen die Gedanken der Validation sehr alltagsnah und praxisbezogen darstellen. Deshalb habe ich dieses Buch vor Jahren geschrieben. Deshalb arbeite ich noch einmal an einer Neuauflage.

Auch der systemische Ansatz, der mir wichtiger denn je geworden ist, blitzt zwischen den Zeilen durch.

Virginia Satir, die Grand Dame der Familientherapie sagt es deutlich, worum es mir in der Validation geht: »Ich glaube, das größte Geschenk, das ich von jemandem bekommen kann, ist, dass er mich sieht, mir zuhört, mich versteht und mich berührt. Das größte Geschenk, das ich einem anderen Menschen machen kann, ist, ihn zu sehen, ihm zuzuhören, ihn zu verstehen und ihn zu berühren. Wenn das gelingt, habe ich das Gefühl, dass wir uns wirklich begegnet sind.«

Wer validiert, verlässt den Pfad der Pflege, in der oft gedacht wird, dass Pflegende die Gebenden und Klienten die Nehmenden sind. Bei der systemischen Validation findet eine Begegnung von Mensch zu Mensch statt. Oft genug ist die Pflegekraft, die beschenkt wird. In diesem Sinne lade ich Sie herzlich ein, sich von den Möglichkeiten der systemischen Validation inspirieren zu lassen.

Berlin, im August 2016 Barbara Messer

EINLEITUNG

DIE SONNE WECKEN

»In den alten Kulturen hatte jeder seine eigene Aufgabe, die ihm selbst Sinn und Bedeutung gab. So erhielt der Älteste des Stammes, wenn er zu alt und zu gebrechlich war, um noch andere Arbeiten zu verrichten, die verantwortungsvollste Aufgabe, nämlich jeden Morgen vor Sonnenaufgang die Sonne mit seinem Gesang und seiner Trommel zu veranlassen, auch tatsächlich aufzugehen. Ohne sein Ritual würde die Sonne verborgen bleiben und damit würde die Welt auch nicht weiter bestehen können …«

Diese Geschichte hörte ich 2002 von Dr. Henning Alberts, der sie wiederum von einem ihm bekannten Schamanen hatte, der sie von einem indianischen Freund aus dem Mittleren Westen der USA hörte, dessen Großvater dieses Ritual noch vollzogen hatte. So ist das eben bei der mündlichen Tradition. Ein bisschen stille Post.

Es ist aber eine Geschichte, die so ganz gegensätzlich ist zu dem, was ich vor meiner Begegnung mit der Validation in der Altenpflege erlebte.

Es ist eine Geschichte, die den alten Menschen in einen ganz anderen Rahmen setzt, als wir ihm gemeinhin in unserer Gesellschaft zubilligen. Diese Geschichte erzählt von der Achtung vor dem Alter, von der Bedeutung der Rolle und der Kompetenz alter Menschen.

Validation, für manche fast ein »Unwort«, passt in diesen Rahmen hinein. Für mich definiere ich Validation als Anerkennung dessen, was ist. »Ein Mensch kann vier Wochen lang ohne Nahrung überleben. Aber er verkümmert sofort, wenn er nicht täglich eine Dosis Aufmerksamkeit erhält.«[1] Um diese Aufmerksamkeit geht es in der Validation und in diesem Buch. Menschen, vor allem Helferinnen und Pflegende, die mit Validation arbeiten, versuchen nicht, einen alten Menschen, der in seiner Orientierung eingeschränkt ist, zu ändern. Sie lassen ihn einfach so, wie er ist, und finden einen Weg, mit ihm in einen echten Kontakt zu kommen! Das ist ihr Können!

---

1 So lässt sich ein Ausspruch von Luc de Clapiers, Marquis de Vauvenargues, sinngemäß übersetzen.

Hinweis

Wenn ich das Wort Validation verwende, dann im Sinne der Validation nach Feil, ergänzt durch mein Verständnis des systemischen Denkens. Deshalb finden Sie auch ab und an den Begriff der »systemischen Validation«.

Validieren ist keine Arbeit, keine Methode im eigentlichen Sinne. Es ist vielmehr eine Grundhaltung, die spürbar beim anderen ankommt; eine Haltung der liebevollen und fokussierten Aufmerksamkeit, geprägt von tiefer Empathie und Toleranz, aber auch von bewusst eingesetzten Interventionen und Formen der Kommunikation.

Dieses Buch ist als ein kleiner Alltagsratgeber gedacht, der Sie in ihrem beruflichen Alltag inspirieren und begleiten soll. Für mich begann die Validation 1994, als ich zum ersten Mal Naomi Feil kennen lernte und tief berührt war von ihrer ganzen Art und ihrer großen Fähigkeit, Echtheit in Begegnungen zu leben.

WAS VALIDATION TUN KANN

Was Validation tun kann, möchte ich Ihnen an einem kurzen Beispiel erklären:

Berlin-Charlottenburg (für die Nichtberliner/innen: ein recht vornehmer Stadtteil von Berlin), Karfreitag: Eine 84-jährige Dame im Pflegeheim ruft uns Pflegekräfte laut und dringend herbei. Sie erzählt uns, dass sie nun ein Baby bekäme und die Geburt nunmehr kurz bevorstünde.

Wir Pflegekräfte sind vorerst verwirrt, entscheiden uns dann, einen Arzt zu rufen. Wir haben Glück, es kommt eine verständnisvolle Ärztin vom ärztlichen Notdienst.

Sie spricht allein mit der alten Dame und berichtet uns anschließend, dass die Bewohnerin seit ein paar Tagen nicht mehr abgeführt habe und sich nun im Bauchraum »voll« anfühle.

Erst nach Ostern ermöglicht mir die alte Frau ein Gespräch. Ich bin in ihrem Zimmer und räume nach der morgendlichen Körperpflege noch ein wenig auf, als sie auf einmal meine Hand fasst und zu erzählen beginnt:

»Als ich 17 Jahre alt war, da gab es einen jungen Mann. Meine Eltern wussten nichts davon, auch nicht, dass ich schwanger wurde. Keinem konnte ich es erzählen, das tat man damals nicht. Mit der Schwangerschaft gab es Komplikationen, es war eine Eileiterschwangerschaft. Ich vertraute mich einem Krankenhaus an, danach konnte ich nie wieder schwanger werden.«

Ich sehe sie an, ihre Augen sind voller Tränen, sie atmet hastig und erzählt weiter: »Als mein damaliger Freund davon erfuhr, ließ er mich sitzen. Ich habe ihn schmerzlich vermisst und noch oft an damals gedacht. Auch als ich Jahre später verheiratet war. Meine Eltern haben es nie erfahren.«

Mittlerweile haben wir uns hingesetzt, mir sind die Beine schwer geworden, denn ich bin im sechsten Monat schwanger. Was bleibt uns anderes übrig, als gemeinsam zu weinen. Über ihr verlorenes Kind, die ersehnten und nie geborenen Kinder, die Scham, die womöglich erfahrene oder erinnerte Demütigung bei der Operation, den schmerzhaften Verlust, die vermisste Liebe, die fehlende Geborgenheit der Eltern.

Dieses Miteinander-Sitzen und -Weinen ist bereits Validation, ohne dass ich als Pflegende etwas Besonderes tue. Meine Aufgabe besteht schlicht und einfach darin, mich für den Schmerz und ihr Thema oder auch Anliegen zu öffnen. Ich spreche hier von einem Mitfühlen, ohne mitzuleiden. Dies geschieht nahezu automatisch, wenn ich eine professionelle empathische Grundhaltung einnehme.

In der Auseinsetzung mit dieser besonderen Haltung der systemischen Validation ist es auch von besonderer Bedeutung, nicht mehr zu werten. Eine Wertung, die uns Menschen doch recht zu eigen ist, unterteilt schnell in Aspekte wie gut oder schlecht, »Das tut man nicht!«, etc. Wir urteilen, vielleicht sogar um uns zu distanzieren und nicht zu sehr einlassen zu müssen. Stattdessen sollten wir in unserem Alltag, in der Pflege von Menschen und in unserem eigenen Leben, sensibel und achtsam sein. Ich weiß, der Begriff der Achtsamkeit beginnt derzeit gerade »auszuleiern«, inflationär zu werden. Für mich steht Achtsamkeit für: Wir sind sensibel, haben feine Antennen, wissen, was wir fühlen, was uns beschäftigt, was wir ausstrahlen; kurzum: Wir sind uns unserer selbst bewusst (soweit das überhaupt geht) und sind so auch gut für Andere. In diesem Falle für die alten Menschen, die manchmal verwirrt oder orientierungslos sind. Denn dann fällt uns die Annahme und Akzeptanz der Lebenswelt des Anderen, das Validieren, leicht.

Sind wir selber innerlich blockiert oder einfach mal schlechter Laune, kann es gut sein, dass wir die Bedürfnisse des Gegenübers, des alten Menschen, nicht spüren können oder wollen. Dann führt selbst eine gut ausgeführte klassische Validationstechnik nicht zum erwünschten Erfolg. Es fehlt das Gespür und die rechte innere Haltung. Wir sind dann mit uns selbst beschäftigt.

So ist es auch mit Humor. Zum Teil löst ein Lachen, ein auf den ersten Blick albern anmutendes Winken eines Patienten oder einer Bewohnerin, Verwirrung bei dem einen oder anderen Pflegenden aus. Mit einer entsprechenden inneren Haltung baut es aber eine Brücke zwischen zwei Menschen und genau darum geht es bei der Validation: Brücken bauen von Menschen zu Mensch.

WAS GENAU IST NUN VALIDATION?

Lassen Sie mich einige Aussagen zur Validation exemplarisch vorstellen, um Ihnen verschiedene Aspekte dieser Art zu arbeiten deutlich zu machen:

1. Validation ist eine Methode aus der Sozialen Arbeit

»Die Validation ist eine Methode aus der Sozialen Arbeit, mit alten, an einer Demenz erkrankten Menschen zu kommunizieren.«[2] Auf der sehr aussagekräftigen Internetseite der European Validation Association heißt es weiter: »Validation bedeutet: Glauben schenken, anerkennen. Es ist eine Methode, die von Naomi Feil entwickelt worden ist und die Er-Lebensqualität von nicht-orientierten Menschen verbessern möchte.«

Eine weitere Definition, die mir sehr gut gefällt, besagt: »Validation – eine Methode, sich in die Realität Dementierender hineinzudenken und deren momentane Befindlichkeit zu akzeptieren.«[3] Wobei ich den Begriff »Dementierender« nicht schätze. Nach wie vor plädiere ich für eine Bezeichnung wie »Der alte Mensch mit Demenz«. Es ist in erster Linie ein Mensch, in zweiter Linie ist er vielleicht nicht mehr orientiert.

---

2 http://de.wikipedia.org/wiki/Validation_(Medizin) [Zugriff am 09.04.2012]

3 www.alzheimerforum.de [Zugriff am 09.04.2012]

2. Validation ist eine Methode der Kommunikation

»Validation ist eine Methode, um mit desorientierten, sehr alten Menschen zu kommunizieren. Diese Technik hilft Streß abzubauen und ermöglicht diesem Personenkreis, Würde und Glück wiederzuerlangen. Validation basiert auf einem empathischen Ansatz und einer ganzheitlichen Erfassung des Individuums. Indem man »in die Schuhe« eines anderen Menschen schlüpft und »mit seinen Augen sieht«, kann man in die Welt der sehr alten, desorientierten Menschen vordringen und die Gründe für ihr manchmal seltsames Verhalten enträtseln.«[4]

3. Validation erzeugt Verständnis

»Die Validations-Theorie hilft uns zu verstehen, daß viele sehr alte, desorientierte Menschen mit der Diagnose Demenz vom Typus Alzheimer sich im Endstadium ihres Lebens befinden und danach streben, unerledigte Aufgaben aufzuarbeiten, um in Frieden zu sterben. Diese letzten Anstrengungen sind von wesentlicher Bedeutung und wir Validations-Anwender können sie dabei unterstützen. Mittels der Validations-Techniken bieten wir ihnen die Möglichkeit, sich verbal oder nonverbal auszudrücken. Validations-Anwender sind fürsorglich, sie urteilen nicht und stehen den geäußerten Gefühlen offen gegenüber. Wenn Ältere, desorientierte Menschen Gefühle ausdrücken können, die sie oft jahrelang unterdrückt hatten, nimmt die Intensität dieser Gefühle ab, sie kommunizieren besser und werden weniger häufig in ein fortgeschrittenes Stadium der Desorientierung abgleiten.«[5]

4. Die integrative Validation nach Richard® (IVA)

Die Gerontologin Nicole Richard entwickelte einen eigenen Ansatz, die integrative Validation. Dabei geht sie nicht von der Theorie der unerledigten Aufgaben aus, sondern akzeptiert viel eher das Verhalten.

Auf der Internetseite www.integrative-validation.de findet sich die folgende Erklärung: »Die Integrative Validation nach Richard® ist eine ressourcenorientierte Methode für den Umgang und die Kommunikation mit Menschen mit Demenz, die als Basis und Haltungsbeschreibung für die im Wohnbereich, in Gruppenräumen, bei der Begleitung und Pflege stattfindenden Kontakte zu verstehen ist.

---

4 http://www.validation-eva.com/index.php/de/validation de [Zugriff am 06.07.2016]

5 Ebd.

Die Integrative Validation nach Richard® (IVA) geht in der Begleitung von Menschen mit Demenz von den zugrundeliegenden hirnorganischen Abbauprozessen und den damit in Verbindung stehenden Verlusten und Einbußen aus.«[6]

Auch wenn ich bei Naomi Feil und ihrer Tochter gelernt habe, so gefallen mir auch die Gedanken und Ansätze von Nicole Richard. Meines Erachtens geht es darum, für sich als professionell Pflegende die geeigneten Tools, Haltungen, Gedanken und Möglichkeiten zu finden, die die eigene Kompetenz erweitern. In diesem Sinne ist dieses Buch kein Anti-Nicole-Richard-Buch.

5. Validation – der systemische Ansatz

Für mich bedeutet Validation, der Welt, in der mein Gegenüber gerade lebt, Glauben zu schenken und die Situation als wichtig und wesentlich zu erachten. Wie viel ich von einer Situation verstehe, ist dabei nicht immer wichtig. Es ist wichtig, was funktioniert!

Mein Verständnis der Validation, aus einer systemischen Haltung heraus agierend, lautet so:

- Menschen, die miteinander in Verbindung stehen, werden als System betrachtet – also auch Heimbewohner und Pflegende.
- In diesen Systemen beeinflussen wir uns gegenseitig. Damit das gelingt, gewöhnen wir uns bestimmte Verhaltensweisen an. Denken Sie beispielsweise daran, was Sie in Ihrer Ursprungsfamilie an Verhalten erlernt haben. Vieles davon begleitet Sie auch noch in den aktuell relevanten Systemen. Je nachdem, ob die Prägung sich positiv oder negativ auswirkt, beeinflusst sie Ihre Beziehungen und Ihre Umgebung.
- Verändert sich nun eine Person im System, hat dies Auswirkungen auf die anderen Systemmitglieder. Dieser Prozess läuft oft allerdings unsichtbar, fast unmerklich ab.

---

6 http://www.integrative-validation.de/[Zugriff am 06.07.2016]

Fazit

Wer systemisch arbeitet, arbeitet lösungsorientiert, schaut nach Ressourcen, nach dem, was funktioniert. Er sucht nicht nach Problemen.
Beim systemischen Ansatz wird davon ausgegangen, dass Lösung im Einzelnen oder in der Gruppe bereits vorhanden ist. Insofern ist Validation kein Zaubermittel, sondern eine Anregung. Der betroffene alte, verwirrte Mensch macht das daraus, was für ihn gerade in diesem Moment passt.

1 GRUNDSÄTZLICHES ZUR VALIDATION

1. Tipp: Erkennen Sie die Gefühlswelt des alten Menschen an

Der alte Mensch vermischt in seinem Alltag oft frühere Erlebnisse und das Heute. Das tut er natürlich nicht immer! Ein Déjà-vu kennen wir selber aus unserem Leben, auch das Tagträumen ist eine kleine Reise in eine andere Welt. Wenn es uns »im Jetzt« jetzt nicht gefällt, dann träumen wir uns in eine andere Welt.

Wenn bei einem älteren Menschen, z. B. durch Überforderung, Flüssigkeitsdefizit oder sklerotische Veränderungen im Gehirn die Orientierung (zur Person, zur Situation oder zur Zeit) eingeschränkt ist, sind Übergänge zwischen Früher und Heute für ihn nicht immer erkennbar. Auch die Orientierung im Heute ist ihm nicht immer möglich.

Doch auch wenn Menschen Früher und Heute vermischen – ihre Emotionen sind in jedem Fall aktuell. Sie erinnern sich beispielsweise an ein Ereignis, das viele Jahre zurück liegt, ihre Gefühlswelt jedoch bezieht sich auf das Erleben der aktuellen Situation.

Was in solchen Momenten im Kopf, der Seele und dem Herzen passiert, geschieht unbewusst, unkontrolliert, automatisch. Unser Gehirn und unser Bewusstsein sind wahre Meister und präsentieren uns eine enorme Fülle an sinnlichen Eindrücken. Die Wechsel der Erinnerungen, die sprunghaft geschilderten Erlebnisse oder Emotionen begegnen uns im Kontakt mit alten Menschen recht häufig.

Hinweis

Für Sie als Begleitende und Pflegende bedeutet Validation, diese – ganz eigene – Erlebniswelt anzuerkennen und dem alten Menschen nicht Ihre Wahrnehmung der Welt »aufzudrücken«.

»Jemanden zu validieren bedeutet, seine Gefühle anzuerkennen, ihm zu sagen, dass seine Gefühle wahr sind. Das Ablehnen von Gefühlen verunsichert den anderen. In der Methode der Validation verwendet man u. a. Einfühlungsvermögen, um in die innere Erlebniswelt der sehr alten, desorientierten Person vorzudringen. Einfühlungsvermögen – »in den Schuhen des anderen gehen« schafft Vertrauen. Vertrauen schafft Sicherheit, Sicherheit schafft Stärke – Stärke stellt das Selbstwertgefühl wieder her, Selbstwertgefühl verringert Stress. Validations-Anwender haben die Signale ihres Patienten aufzufangen und in Worte zu kleiden. So validieren sie ihn und geben ihm seine Würde zurück.«[7]

Neben dem Einfühlungsvermögen braucht es auch Fantasie und eine gewisse mentale Offenheit, dass eben auch unsere aktuelle Welt und ihr Eindruck auf uns, nicht die des alten Menschen ist, der uns vielleicht gerade gegenüber steht. Wenn diese beiden Welten auseinander liegen, hilft auch eine Form der tiefen Akzeptanz.

Die Gefühle kommen unzensiert und unvermutet aus dem betroffenen Menschen heraus, quasi überraschend. Selten kann er sie erklären und begründen. Das ist aber auch gar nicht seine Aufgabe. Wichtig ist vielmehr, dass wir ihm seine Gefühle und seine Gefühlswelt glauben.

Aus diesem Grunde habe ich die Validation nach Feil immer als sehr emotionale Arbeit verstanden. Dieser Aspekt zieht einige Menschen sofort magisch an, andere wiederum verschreckt diese Form der Validation eher. Unter anderem weil Emotionen nicht primär rational sind und auch weil die Pflegekraft selber ein gesundes emotionales Fundament braucht, um so weit wie möglich gelassen und gekonnt in diese tiefen Momente der Begleitung zu gehen.

2. Tipp: Schaffen Sie Vertrauen durch Wertschätzung

»Manche desorientierte Menschen ziehen sich nicht mehr in die Vergangenheit zurück, wenn sie sich in der Gegenwart als stark, geliebt und nützlich erfahren. Andere bleiben lieber in der Vergangenheit. Es gibt keine Universalformel, aber alle fühlen sich glücklicher, wenn sie anerkannt werden.«[8] Nicht nur Naomi Feil sagt dies. Auch andere, bekannte Therapeuten wie Virginia Satir gehen von diesem Phänomen aus. Selbst die Neurodidaktik

---

7 Feil, N. & Klerk-Rubin, V. de (2013). Validation – Ein Weg zum Verständnis verwirrter alter Menschen. 10. Aufl. München: Reinhardt

8 Ebd.

kennt das Phänomen, dass aktuelle, positive Ereignisse, Dopamin ausschütten und sich damit über negative Emotionen legen können.

Ich lade Sie gleich zu Anfang ein, sich mit echter Wertschätzung diesen Menschen zuzuwenden. Vermutlich machen Sie das aber sowieso schon. Dennoch: In unserer Kultur stehen alte Menschen nicht im Rampenlicht. Vor allem die Pflegebedürftigen nicht. In anderen Kulturen stehen die alten Menschen ganz oben, weil sie die meiste Lebenserfahrung haben, am weisesten sind, am meisten erlebt haben. Als kleiner Kunstgriff, um diesen Gedanken wirklich folgen zu können, füge ich gerne das Beispiel mit dem Status ein.

»Status: (sozialer Status) Grad der sozialen Wertschätzung der Position eines Individuums oder einer Gruppe in der unter spezif. Wertgesichtspunkten entwickelten Rangordnung. (»Prestige«) eines sozialen Systems. Er wird durch persönliche Eigenschaften (Begabungen), v.a. jedoch durch Merkmale wie Einkommen, Herkunft, Bildung, Beruf sowie S.-Symbole (Besitzgegenstände, Titel) bestimmt.«[9]

»Erwin Goffman sagt, dass unser Handeln stets in sozialen Rollen erfolgt und dass die Selbstdarstellung des Einzelnen nach vorgegebenen Regeln ein notwendiges Element menschlichen Lebens ist.«[10]

»An dieser Selbstdarstellung hängt auch die Rangordnung, unser Status. Mal ist er hoch, dann wieder niedrig, je nachdem, wo wir uns gerade befinden. Viele Statuszuschreibungen bleiben unausgesprochen. So ist klar, wer viel Geld hat, der hat meist auch ein neues, großes Auto vor der Tür stehen und reist viel in der Welt herum.

Wer in der Natur ohne Zelt und Spirituskocher überleben kann, hat einen höheren Staus, als jemand, der sich im Wald überhaupt nicht auskennt.

Wissen, Fähigkeiten, Möglichkeiten, Geld, Herkunft, Kultur, auch das Geschlecht sorgen für die Statuszuschreibung.«[11]

Wer alt ist, hat wenig Ansehen, wenig Status – so kann man es global für unsere Gesellschaft beschreiben. Natürlich gibt es auch hier Ausnahmen, z.B. ältere Prominente, Politiker oder Künstler. Die dürfen noch ihren Status genießen. Aber der ganz normale Heimbewohner ist eben Heimbewohner. Status: eher niedrig.

---

9 Brockhaus, F. A. (1999). Der Brockhaus in 15 Bänden. Gütersloh: Bertelsmann

10 Goffmann (E. (2003). Wir alle spielen Theater. Die Selbstdarstellung im Alltag. München: Piper

11 Masemann, S. & Messer, B. (2009): Storytelling und Improvisation in Training und Unterricht. Weinheim: Beltz, S. 43

Beispiel: Status-Spiele

Ein Mann beschimpft seine lautstark seine Frau, weil sie den Müll nicht nach seinen Wünschen sortiert. Es stellt sich mit seinem Verhalten über sie. Vermutlich findet er sich wichtiger oder bedeutsamer als sie.
Im Gespräch mit dem Bürgermeister lässt derselbe Mann dann eine andere Haltung erkennen. Er macht sich »klein«, verhält sich unterwürfig. Vielleicht ist er damit aufgewachsen, dass der Bürgermeister, ähnlich wie ein Arzt, einen höheren gesellschaftlichen Rang hat als der »normale Bürger«.

Die Familientherapeutin Virginia Satir sagt treffend, dass sich alle glücklicher fühlen, wenn sie anerkannt werden. Und das geht einfach. Zum Beispiel durch die Körperhaltung. Wenn wir uns z. B. neben oder vor einen alten Menschen, der sitzt, knien, lassen wir ihn wachsen! Wir schauen zu ihm auf. Probieren Sie es aus! Sie können selber sehen, wie dieser Mensch plötzlich vor Ihren Augen »wächst«, indem Sie ihm Status geben.

Vielleicht auch durch die Sprache: »Sie sind doch die Frau H., die fünf Kinder groß gezogen hat ...« und ähnliches. Geben Sie auf dieser Ebene ganz einfach Anerkennung und Wertschätzung. Dadurch gewinnen Sie das Vertrauen der alten Menschen. Zugleich stellt sich noch ein weiterer Nebeneffekt ein: Sie erfahren tatsächlich mehr von den Betroffenen und sehen diese womöglich genau in diesem wertschätzenden Licht.

Zeigen Sie sich von Ihrer vertrauensvollen Seite. »Menschen vertrauen denjenigen,

- die kalkulierbar sind,
- die zuverlässig sind,
- deren Ziele erkennbar sind und deren Umsetzung zu erkennen ist,
- die ähnliche oder gleiche Werte auf eine ähnliche Weise leben,
- die authentisch und emotional verlässlich sind.«[12]

Für mich gibt es fast immer eine Möglichkeit, einem anderen Menschen etwas »Gutes« zu sagen, ihn anzuerkennen, ihm ein Kompliment zu machen.

---

12 Masemann, S. & Messer, B. (2012). Touch it. Bonn: managerSeminare, S. 139

Hinweis

Bei älteren Menschen können wir die Quelle für anerkennende Worte immer in ihrem Lebenswerk finden. Egal, wie groß oder klein es ist.

3. Tipp: Akzeptieren Sie die Rückkehr in die Vergangenheit

Kennen Sie das: Die alte Frau, die mit der Hand immer über die Tisch streicht und behauptet, sie würde bügeln? Sie befindet sich eindeutig in der Vergangenheit und ist eifrig darum bemüht, ihre Arbeit gut zu machen.

Naomi Feil, die 1963 eine Stelle im Montefiore-Altersheim in Cleveland annahm, machte ebenfalls Begegnungen dieser Art. Damals begann man gerade mit dem so genannten Realitäts-Orientierungs-Training und für Naomi Feil begann eine Zeit der schmerzhaften Erlebnisse. So berichtet sie: »Ein Mitglied der Gruppe stand auf und erklärte beim Hinausgehen: ›Ich muss nach Hause, das Essen für meine Kinder machen.‹ Ich sagte: ›Frau Kessler, Sie können nicht nach Hause. Ihre Kinder sind nicht dort. Sie leben jetzt im Montefiore-Altersheim.‹ Darauf antwortete sie: ›Das weiß ich. Seien Sie nicht so dumm! Deshalb muss ich sofort weg. Ich muss nach Hause, das Essen für meine Kinder herrichten!‹ Kein einziger Hinweis auf die Realität konnte Frau Kessler überzeugen. Sie fühlte sich im Heim unnütz, verlangte nach ihrem Zuhause und nach ihrer früheren Rolle als Mutter dreier Kinder. Vor sich hinmurmelnd wandte sie sich von mir ab: ›Was weiß die (sie zeigte auf mich) schon davon. Was glaubt sie, wer sie ist!‹«[13]

Ein anderer »Fall« von Naomi Feil war ein Bewohner namens Isidor Rose. Er beschuldigte den Verwalter des Altenheims, ihn auf dem Dachboden »kastriert« zu haben. Noch einmal Naomi Feil in eigenen Worten: »Fünf Jahre lang versuchte ich, Herrn Rose an der Realität zu orientieren. Als der Verwalter pensioniert wurde, sagte Herr Rose zu mir: ›Sie haben recht. Er hat mich nicht gequält. Ich tauge nichts und habe nie etwas getaugt.‹ Das waren seine letzten Worte an mich.«[14]

---

[13] Ebd.
[14] Ebd.

Isidor Rose war der erste »Fall« von Naomi Feil. Der frühere Rechtsanwalt lebte jahrelang im Altenheim und konnte nicht mehr richtig sprechen. Früher war er jeden Tag in seine Kanzlei gegangen, jetzt schrie er nur noch zwei Namen und eine Zahl und schlug sich mit dem Gehstock ständig aufs linke Knie. Isidor hasste den Heimleiter und verfluchte den Dachboden des Hauses. Er war ein alter Mann und galt als schizophren.

Diesem Urteil hatte sich auch Naomi Feil angeschlossen. Erst zu spät erkannte sie die Zusammenhänge zwischen dem undurchschaubaren Verhalten ihres Patienten und seinem unaufgearbeiteten Leben. Isidor war für seinen Vater ein wertloses Kind und wurde auf dem Dachboden des Elternhauses missbraucht. Im Leiter des Altersheims sah er den eigenen Vater. Isidor war kein sehr erfolgreicher Anwalt. Einen wichtigen Prozess verlor er, obwohl er im Recht war, die Prügeleinheiten aufs eigene Knie sollten eine Strafe für den ehemaligen Richter sein. Die Namen und Zahlen, die er immer ausrief, waren die Anschrift seiner Kanzlei, seines ganzen Stolzes.[15]

Diese beiden Beispiele führt Naomi Feil dafür an, dass sie die Validation von den Menschen lernte, mit denen sie arbeitete. Sie sagt: »Ich lernte es als Ausdruck von Weisheit zu sehen, wenn alte Menschen durch die Rückkehr in die Vergangenheit zu überleben versuchen«.[16]

Diese beiden Beispiele zeigen die Wucht, die alte Themen in unserem Leben einnehmen. Da ist die Loyalität, die wir unseren Eltern immer noch einräumen, ob sie noch leben oder schon gestorben sind. Der gesamte Bereich der Familienaufstellung lebt von der Bearbeitung alter Themen und wer einmal eine gute Aufstellung erlebt hat, weiß, wie erleichternd es sich anfühlt, ein altes Thema losgeworden zu sein.

Sicher kennen Sie in Ihrem beruflichen Umfeld solche Beispiele:

- Ehemalige Schuhverkäuferinnen, die vor dem eigenen Zimmer Schuhe verkaufen;
- ehemalige Führungskräfte, die im Speisesaal für Ordnung sorgen;
- eine alte Frau, die immer noch vor den Schlägen ihres Vaters zittert;
- ein Angehöriger, der seine pflegebedürftige Ehefrau so überversorgt, dass sie fast erstickt.

---

15 http://www.nixlein.de/validation1.htm [Zugriff am 06.07.2016]

16 Feil 2013

Alte Menschen wie Frau Kessler und Isidor Rose im obigen Beispiel konnten ihre traumatischen Themen nicht lösen. Sie trugen sie so lange mit sich herum und hatten dann doch noch das Glück, sie ganz zum Schluss lösen zu können.

Hinweis

Seien Sie sich bitte einer Tatsache bewusst: Die alten Themen, die Sorgenpakete des Lebens tauchen regelmäßig wieder auf, unzensiert und unkontrolliert. Tagträumen und »in Erinnerungen schwelgen« tun wir alle. Jeder auf seine Art.

Tatsächlich tun wir das alle von Zeit zu Zeit: Da tauchen die wunderbaren Erinnerungen daran auf, als die Kinder noch ganz klein waren, diese unsagbar innige Nähe. Oder Gedächtnisbilder aus dem Garten der Großeltern, wo man an heißen Sommertagen unter dem schattigen Kirschbaum saß und kühle Limonade trank. Es werden immer mehr Erinnerungen, die sich im Lauf unseres Lebens ansammeln. Das ist ein höchst kostbarer Schatz, über den wir da im Alter verfügen.

4. Tipp: Beharren Sie nicht auf Ihrer Wahrnehmung

Wir alle kennen solche Beispiele aus unserem Berufsalltag:

- Eine alte Frau möchte heim zu ihren Kindern.
- Die eigene Mutter wird gesucht, obwohl sie nicht mehr lebt.
- Ein alter Mann will jeden Tag zur Arbeit.
- Alte, chronisch desorientierte Menschen laufen auf den Fluren der mehr oder weniger reizarmen Altenpflegeeinrichtungen herum, reagieren mit Ablehnung (verbal und nonverbal), wenn man sie in ihrem Tun »stört«.
- Alte Menschen haben Angst, vergiftet zu werden.
- Alte Menschen befürchten, dass jemand unter ihrem Bett liegt.
- Alte Menschen horten und verstecken Lebensmittel.
- Babys werden »geboren«.
- Ein alter Mensch liegt im Krankenhaus und denkt, er ist zuhause.

Wenn wir auf diese Verhaltensweisen mit Realitätsorientierung reagieren, ernten wir Traurigkeit, Wut, Verzweiflung, Aggression. Weil wir sie überfordern und dadurch letztendlich auch Hilflosigkeit auslösen, die oft in Aggressivität mündet. Mit unserem Beharren auf der Realität, wie wir sie wahrnehmen, zwingen wir die alten Menschen in die Verteidigung.

Die Folge: Sie reagieren wütend oder traurig oder verzweifelt, weil sie sich unmündig, nicht ernst genommen oder erniedrigt fühlen. Oder sie erleben, dass man ihnen keinen Glauben schenkt. Ihnen verschließt die empfundene Hilflosigkeit das Mitgefühl, das Verständnis.

Die alten Menschen stellen enttäuscht fest, dass wir ihnen nicht glauben und unsere Weigerung bringt ihre Gefühle noch mehr in Wallung oder Aufruhr.

Insofern ist es also sinnvoll, ihnen zunächst zu glauben und eine Beziehung zu ihnen aufzubauen. Es ist auch recht einfach, ihnen zu glauben, denn die sinnlichen Eindrücke einer Erinnerung sind deutlich wahrnehmbar. Sie scheinen echt und gegenwärtig. Wir können sie quasi abfragen oder sie uns selber vorstellen. Mit ein wenig Fantasie können wir uns in ihre Situation hineinbeamen. Die sinnlichen Eindrücke haben wir selber. Da ist es leicht, sich eine alte Küche vorzustellen, in der gerade eingekocht wird. Oder den strengen Blick des Vaters, die gekräuselten Augenbrauen sind uns nicht unbekannt. Auch den Duft eines Säuglings, das Wohlgefühl ihn in den Arm zu schließen, kennen viele Menschen. Und viele von uns kennen auch tiefe Angst, zerrendes Misstrauen oder nächtliche Verzweiflung.

5. Tipp: Machen Sie sich einige Grundannahmen der Validation bewusst

Naomi Feil entwickelte im Laufe der Zeit folgende Grundannahmen zu ihrer Validation, die auch auf der wissenschaftlichen Arbeit anderer ruhen (in Auszügen):

Akzeptieren Sie ihren Patienten, ohne ihn zu beurteilen. (Carl Rogers) Wenn sich in unserem Kopf ein Satz wie »Wie kommt sie denn daher?« einschleicht oder »Das geht gar nicht, wie Herr P. auf die anderen zugeht«, sollten wir innehalten, unsere Bewertung bewusst wahrnehmen und sie dann beiseite zu legen. Denn sie verhindert einen neutralen Blick, der uns dann wieder im Wege ist.

Der Therapeut kann weder Einsicht verschaffen, noch das Verhalten ändern, wenn der Patient nicht bereit ist, sich zu ändern oder nicht die kognitive Fähigkeit zur Einsicht besitzt. (Sigmund Freud)

Dies ist die Antwort auf viele Konflikte, die in Pflegebeziehungen stattfinden. Manche Pflegekraft meint, dass sie das Verhalten eines alten Menschen ändern kann. Das endet oft genug in sehr gespannten Kontakten und manchmal in übergriffigen Situationen. Ein alter Mensch ändert sich oder sein Verhalten nur, wenn er es möchte und/oder kann. Dasselbe gilt für Pflegende und Begleitende. Wie schwer fällt es uns, etwas zu ändern, wenn wir es nicht selber wirklich wollen? Es kann so einfach sein, den alten Menschen einfach zu akzeptieren, indem wir begreifen, dass er auf seinem Lebensweg gerade noch etwas kämpft oder etwas klärt. Er selber kann nur dazu bereit sein, etwas anders zu machen.

Gefühle, die ausgedrückt und dann von einem vertrauten Zuhörer bestätigt und validiert wurden, werden schwächer; ignorierte oder geleugnete Gefühle stärker. »Aus einer nicht beachteten Katze wird ein Tiger.« (C. G. Jung)

Wenn wir unseren Emotionen keinen Ausdruck verleihen, stauen sie sich auf. Wir können dann bitter oder depressiv werden. Gefühle wollen gelebt sein. Auch die heftigen wie Wut, Trauer oder Angst. Wenn wir sie zulassen und sie gut zu managen wissen, werden sie auch wieder nachlassen und können anderen – zum Beispiel den positiven – Emotionen Platz machen.

Jedes Lebensstadium hat seine spezifische Aufgabe, die wir zu einem bestimmten Zeitpunkt unseres Lebens lösen müssen. Wir müssen danach streben, diese Aufgabe zu erfüllen und dann zur nächsten schreiten. (Erik Erikson)

Analog zu diesem Satz verweise ich auf das Prinzip der Heldenreise von Campbell: Auf unserer ganz persönlichen Heldenreise müssen wir im Leben immer wieder große Prüfungen bestehen, Schwellen überschreiten, Erkenntnisse gewinnen und stehen schon wieder vor der nächsten Aufgabe. Ganz am Ende haben wir die Aufgabe, diese irdische Welt integer zu verlassen und uns auf eine Transformation einzulassen. Wir wachsen an unseren Aufgaben und auch alte Menschen brauchen Aufgaben zum Lebensende hin!

Eine übergangene Aufgabe meldet sich in einem späteren Stadium wieder. (Erik Erikson)

Die unerledigten Erinnerungen, die nicht gelösten Aufgaben holen uns immer wieder ein. Dazu gehört oft Trauerarbeit und die Verarbeitung von Verlusten. Manchmal fehlt uns der Mut, eine Trauer zuzulassen. Aber vor dem Lebensende möchten wir Frieden mit uns und dem Leben schließen, also braucht es da den Blick auf die unerledigten Aufgaben und die Auseinandersetzung damit.

Wenn das Kurzzeitgedächtnis versagt, stellen sehr alte Menschen durch frühe Erinnerungen das Gleichgewicht wieder her. Versagt der Gesichtssinn, sehen sie mit dem inneren Auge; versagt der Gehörsinn, so hören sie Klänge aus der Vergangenheit. (Wilder Penfield)

Frühe, gefestigte Erinnerungen überleben bis ins hohe Alter. (F. G. Schettler und G. S. Boyd) Sicher ist es schwerer, diese Erkenntnis als jüngerer Mensch in aller Tiefe nachvollziehen zu können. Die Bedeutung der Erinnerungen, gerade der früheren, die womöglich kein Zeitgenosse mehr nachvollziehen kann, kennt nur der Betroffene selbst. Viele alte Menschen sprechen gern von Erinnerungen. Sie brauchen sie, um sich daran festzuhalten, um ihre Lebensspuren zu finden. Um die gern immer wieder erzählten Anekdoten herum liegen viele andere Erinnerungen, die durch den passenden Impuls wunderbar angeregt werden können.

Das Gehirn ist nicht der einzige Verhaltensregulator im hohen Alter. Verhalten beruht auf einer Kombination von körperlichen, sozialen und intrapsychischen Veränderungen, die im Laufe des Lebens stattfinden. (Adrian Verwoerdt)

Auch die Ebene unserer persönlichen Glaubenssätze und Werte bestimmt unser Verhalten. Wir tun das, von dem wir glauben, dass es jetzt sinnvoll oder notwendig ist. Weil wir glauben, dass das so richtig ist, oder so zu sein hat.

Fazit

In diesen Grundannahmen liegt der tiefe Sinn der Validation. Sie erklären das Verhalten alter, desorientierter Menschen oder geben zumindest eine mögliche Deutung dafür. Aus ihrem großen Erfahrungsschatz sowie dem fachlichen Input heraus schuf Naomi Feil damit eine Basis, um alte, desorientierte Menschen anders zu betrachten.

Jede dieser Aussagen ist übrigens bereits eine Lösung für eingefahrene Situationen! Mit diesen Grundannahmen macht Naomi Feil deutlich, dass ihr Modell der Validation von vielen Gedanken und Erkenntnissen anderer mitgetragen wird. Sie fußt auf seriösen Quellen und Wurzeln, die selbst Inspiration und Erkenntnis sind!

6. Tipp: Ändern Sie Ihre Perspektive

Mit der Drehung des Kopfes löst sich nicht das Problem,
sondern es ergeben sich Blickwinkel, aus denen sich
die Lösung ergibt. (ALTE EULENWEISHEIT)

In stressigen Situationen fehlt uns manchmal die Geduld, bestimmte Verhaltensweisen von alten, desorientierten Menschen zu verstehen und zu akzeptieren. Wie z. B.:

- alle drei Minuten nach der Uhrzeit fragen;
- immer an der Seite einer Pflegekraft sein;
- Schreien, Rufen, Kreischen über längere Zeiträume;
- stundenlanges Herumirren, Herumlaufen;
- engmaschiges Wiederholen bestimmter Sätze, Wörter;
- sehr häufiges Fragen nach (evtl. verstorbenen) Angehörigen;
- woanders hin wollen.

Wenn Sie jetzt aber annehmen, dass es einen Grund für dieses Verhalten gibt, ändern Sie Ihre Perspektive. Sie erkennen, dass der Betroffene nicht grundlos so ist oder so handelt. Er wird quasi dazu angetrieben, er hat wahrscheinlich gar keine andere Möglichkeit, als so zu handeln. Vielleicht möchte er sich selber ganz anders verhalten, sieht aber in diesem Moment keine andere Möglichkeit.

Um im turbulenten Alltag verständnisvoll zu sein, zu werden oder zu bleiben, hilft es, die Perspektive zu wechseln. Dann bekommen wir einen anderen Eindruck und verlassen die eingefahrene Spur unserer Bewertung der Situation. Mir hat es immer geholfen, wenn ich in einer solchen Situation nach dem tiefer liegenden Bedürfnis gesucht habe und das Verhalten des Betroffenen in den Kontext einer Bedürfnisbefriedigung gebracht habe. Darauf hatte ich nicht immer gleich Antworten, aber es ließ meine Geduld wachsen.

Beispiel: Verständnis – ein Ausweg aus einem Dilemma

Ein alter Mensch hat keinerlei zeitliche Orientierung mehr. Er irrt herum und ist vollkommen unsicher. Vielleicht hat er das Gefühl, er müsse er irgendwohin oder irgendeine Zeit einhalten, so wie er es aus seinem früheren Leben gewohnt ist.
Dann findet er plötzlich jemanden, der ihn freundlich anschaut und sofort fragt er alte Mann: »Wissen Sie, wie spät es ist?« Kaum hat er die Antwort gehört, ist sie auch schon wieder vergessen und das ist ihm womöglich sehr peinlich.
Wenn Sie nun verständnisvoll reagieren, können Sie dem alten Menschen möglicherweise einen Ausweg aus seinem Dilemma zeigen.

7. Tipp: Rechnen Sie immer mit der Vergangenheit

Unsere Vergangenheit hinterlässt Spuren in uns. Situationen, die wir aktuell erleben, können uns an Vergangenes erinnern. Dies kann bei sehr schlimmen und traumatisch erlebten Ereignissen äußerst schmerzhaft sein. Martina Böhm hat eine Tatsache untersucht und veröffentlicht, die bislang eher verschwiegen wurde: Vergewaltigungen, die während des Zweiten Weltkrieges begangen wurden.

»Einige der alten Frauen, die uns in der Pflege begegnen, sind Frauen, die im Zweiten Weltkrieg in den ehemals deutsch besetzten Ländern gelebt haben und später vertrieben, umgesiedelt wurden oder ausgewandert sind und Frauen jeglicher Herkunft, die aus den unterschiedlichen Gründen in

Konzentrationslager verschleppt worden wurden. Bei all diesen Frauen ist zu bedenken, dass sie sexualisierte männliche Gewalt erlebt haben können.«[17]

Dieses Erlebnis aus der Vergangenheit kann zurückkehren. Da reicht es aus, dass sich eine Stimme ähnlich anhört, oder dass sich ein unbekannter Mann nähert. Es genügt ein Geruch, eine bestimmte Situation, um die Vergangenheit auf schreckliche Weise zur Gegenwart werden zu lassen. Gerade pflegerische Handlungen können solche äußerst schmerzhaften Erinnerungen auslösen:

- Bei der Körperpflege (Berührungen, Mund- und Intimpflege, Dabei sein, wenn sich eine alte Frau auszieht …)
- Bei der Inkontinenzversorgung (Begleitung der Toilettengänge, Dauerkatheter-Pflege und -Wechsel …)
- Überall dort, wo eine alte Frau etwas machen soll, was sie gar nicht möchte.

Hinweis

Rechnen Sie also damit, dass eine Abwehr gegen eine Handlung sich eigentlich nicht gegen die Handlung in der Gegenwart richtet, sondern gegen das, was sie beim alten Menschen auslöst. So kann es durchaus sein, dass nicht das Waschen an sich abgelehnt wird, sondern die Art und Weise, in der es geschieht.

Ähnliches trifft zum Teil auch auf Männer zu, die sexualisierte Gewalt erleben haben, und auch auf die ganze Fülle anderer schlimmer Erfahrungen, die zwischendrin wieder auftauchen. Zum Beispiel Lagererfahrungen, Erinnerungen an verstorbene Kinder, Schützengrabenerlebnisse etc.

Erfahrungsgemäß hilft es alten Menschen, die eine schmerzhafte Erinnerung erleben, wenn sie diese durchleben dürfen. Sie können damit zusammenhängende Erlebnisse, Gefühle und Erfahrungen ausdrücken und so evtl. Erleichterung verspüren. Wenn sie dabei jemanden an ihrer Seite haben, der signalisiert »Ich bin da, es ist okay, was passiert« oder »Es ist gut,

[17] Vgl. Böhmer, M. (2011). Erfahrungen sexualisierter Gewalt in der Lebensgeschichte alter Frauen. 4. Aufl. Frankfurt: Mabuse

was da gerade passiert« können sie bei ihrem Schmerz Sicherheit und/oder Geborgenheit wahrnehmen.

Hinweis: Zeitreisen sind möglich!

»Welche Ausschnitte der Vergangenheit und der Zukunft wir wahrnehmen, hängt nicht wenig davon ab, wie es uns gerade geht, wie wir »drauf sind«, was uns beschäftigt, anregt oder umgibt. Selbst ähnliche Erlebnisse können uns – abhängig vom momentanen Zustand – in unterschiedlichem Licht erscheinen, ihre Bedeutung verändern. ... Umgekehrt ist, wie wir die Gegenwart erleben, stark davon geprägt, welche anderen Bereiche unserer Erfahrungswelt innerlich »angeschlossen« sind. In jede Richtung kann eine aufkommende Erinnerung die Gegenwart beeinflussen, ebenso wie der Gedanke an ein bevorstehendes Ereignis.«*

* Isert, B. & Rentel, K. (2000). Wurzeln der Zukunft. Paderborn: Junfermann, S. 9

8. Tipp: Spielen Sie kein Theater

Dieser Tipp ist wichtig, denn manchmal wird Validation als »Theater spielen« verstanden. Das ist Unsinn. Es geht nicht darum, etwas zu spielen, etwas nachzumachen oder eine andere Rolle einzunehmen. Aber manches Mal scheint es so zu sein, als wenn wir sekundenlang in die Schuhe einer anderen Person schlüpfen. Wir sprechen mit der Stimme der verlorenen Tochter oder der verstorbenen Mutter. Da kann schon der Verdacht aufkommen, eine andere »Rolle« anzunehmen. Aber es wird nicht gespielt, im Sinne eines »So-tun-als-ob«.

Validation bedeutet nicht:

- das Lösen von Problemen und Konflikten, die ein alter Mensch erlebt,
- Psychotherapie,
- Theater spielen,
- Mitleiden,
- eine oberflächliche Antwort auf verbaler Ebene,
- zeitaufwändig.

Validation ist etwas, das von Herzen kommt und auch vom Herzen zu spüren ist, dabei aber keine Gefühlsduselei ist. Auch wenn ich hier oft von

Gefühlen spreche, sind sie nicht alles. Doch ist die emotionale Ansprechbarkeit bei Menschen mit Demenz sehr hoch. Sie spüren genau, wann wir ihnen oberflächlich begegnen, wann wir unehrlich sind und wann wir ihnen etwas »vormachen«.

Vormachen oder Theater spielen kennzeichnet Situationen wie diese: »Hallo, wo ist meine Mutter?« – »Ihre Mutter hat gesagt, Sie sollen hier warten!« Hier wird offensichtlich gelogen. Auch wenn es eine Notlüge ist, bleibt es eine Lüge.

Es kann sein, dass eine Notlüge gelegentlich hilft. Es ist aber nicht der richtige Weg, um sich vertrauensvoll in den Kontakt zu jemand zu bringen. Bei dem Beispiel verstärke ich den Eindruck, dass die Mutter noch lebt. Und wir wissen nie, was genau jetzt bei diesem Menschen ankommt. Vielleicht ahnt ein Teil in ihm, dass die Mutter wirklich nicht mehr lebt. Dann ist sein evtl. Misstrauen wieder legitim.

Erfahrungsgemäß geht es bei solch einer Aussage aber viel eher darum, die Liebe zur Mutter zu spüren oder mitzuteilen, dass sie einem fehlt. Ein Satz wie »Sie vermissen Ihre Mutter, jetzt wo sie nicht da ist?« und eine intensive Berührung können den Kern des Bedürfnisses nach Mütterlichkeit oder Sicherheit viel mehr treffen. Dies ist eines meiner Lieblingsbeispiele, das zudem nichts kostet. Kaum Zeit, keine langen Diskussionen. Es ist ein einfaches »Auf den Punkt bringen«. Dennoch trauen sich viele Pflegekräfte nicht, diesen oder einen ähnlichen Satz zu sagen. Vielleicht befürchten sie, die aktuelle Gefühlslage und Situation des alten Menschen dadurch noch schlimmer zu machen. Sie trösten dann lieber, was aber einen anderen Zweck erfüllt!

9. Tipp: Beachten Sie die Grundlagen der Validation

Naomi Feil entwickelte die Validation nicht nur aus ihren praktischen Erfahrungen heraus. Sie griff – wie gerade gesagt – auf Theorien und Erfahrungen anderer zurück.

- **Erik Erikson** lieferte eine Erklärung für das Verhalten vieler alter, desorientierter Menschen. Feil setzte dem Modell der Lebensstufen noch etwas hinzu: Sehr hohes Alter, die Aufgabe, die Vergangenheit zu verarbeiten und bei Misslingen der Aufgabe: Vegetieren.

- Von **Carl Rogers** übernahm sie das Prinzip der einfühlsamen Grundhaltung in der Gesprächsführung, die Empathie und teilweise auch das Spiegeln.
- Aus dem **NLP** (Neurolinguistisches Programmieren) übernahm sie Ansätze der Ansprechbarkeit über die bevorzugten Sinneskanäle und die Absicht, einen Validationskontakt so zu beenden, dass der Klient ihn als angenehm und schön empfindet.

Sicher gibt es noch mehr Quellen und Denkschulen. Die Methode ist so komplex, dass es schon gar nicht mehr zuzuordnen ist, welches Element woher stammt. In der Validation, wie ich sie verstehe, der systemischen Validation, wird noch der Aspekt des systemischen Denkens als Baustein integriert.

Nach meinem Verständnis ist es dadurch auch eher ein Konzept als eine Methode.

10. Tipp: Lernen Sie das Modell der Lebensaufgaben kennen

Für die Validation ist Eriksons Modell der »Acht Stufen des menschlichen Lebenszyklus« unentbehrlich. Es zeigt zum einen Erkenntnisse für die Lebenssituation der Klienten auf, zum anderen kann es uns Anstöße geben, selber erfolgreich zu altern.

Eriksons Werke sind allgemein faszinierend, speziell für die Altenpflege bekommt sein Modell der Persönlichkeitsentwicklung – Die acht Stufen des menschlichen Lebenszyklus – eine besondere Bedeutung.

Es war Erik Erikson, der als Erster ein Gesamtmodell des Lebensweges entwarf, wonach sich jedem Menschen in acht großen Entwicklungskrisen von der Geburt bis zum Tod Grundaufgaben, Grundprobleme menschlicher Existenz stellen. Diesen Phasen gab Erikson Überschriften, die möglichst prägnant Chancen und Risiken eines Lebensabschnitts bezeichnen sollten.[18]

Erikson ging davon aus, dass jedem Entwicklungsschritt unseres Lebens eine spezielle Lebensaufgabe zugeordnet ist, deren Lösung oder Scheitern

18 Vgl. Conzen, P. (2010). Erik H. Erikson – Grundpositionen seines Werkes. Stuttgart: Kohlhammer

für unser weiteres Leben entscheidend ist. Nach Erikson sind wir zeitlebens bemüht, diese Lebensaufgaben zu lösen.

Als ich das Modell damals bei Vicki de Klerk kennen lernte, wurde mir in Sekunden bewusst, wie gerne ich Mutter werden wollte. Vorher hatte das Thema »Kind« nicht diesen Stellenwert, wie es ab dann war. Ich war mir sicher, dass ich nicht glücklich werde würde, wenn ich kein Kind hätte. Ganz unter dem Motto »Schlagartig war mir klar....« Und jetzt, da meine Tochter bald 19 wird, weiß ich, dass diese Entscheidung tatsächlich eine der wichtigsten in meinem Leben war.

Tabelle 1 gibt einen Überblick über diese Aufgaben und stellt kurz die Konsequenzen vor, wenn sie nicht bewältigt werden. Betrachten Sie dieses Modell genauer. Daraus lässt sich sehr viel Verständnis für das alltägliche Handeln von Menschen mit Demenz gewinnen.

Tabelle 1: Die Lebensaufgaben nach Erikson[19]

Stadium	Aufgabe	Misslingen der Aufgabe
Frühkindliches Alter	Grundlegendes Vertrauen, Vertrauen lernen	Misstrauen »Ich bin nicht lebenswert«
Das Kleinkind-alter	Selbstkontrolle über Ausscheidungen, Willensbildung, beginnende Autonomie durch wachsende Körperbeherrschung	Scham- und Schuldgefühle (extremer Art)
Das Kindergartenalter (3. Lebensjahr)	Ausprägung von Lustgefühlen (Libido) Identifikation mit der Wertewelt der Eltern (Moralsystem)	Schuldgefühle
Die Schulzeit	Entwicklung eines »Werkssinnes«, Entwicklung der kognitiven Fähigkeiten, Wissenserweiterung	Unzulänglichkeit und Minderwertigkeit
Adoleszenz	Identität finden Abnabelung von den Eltern	Unsicherheit, unklare Rollen »Ich bin nur jemand, wenn ich geliebt werde«

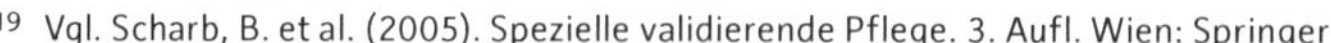

19 Vgl. Scharb, B. et al. (2005). Spezielle validierende Pflege. 3. Aufl. Wien: Springer

Stadium	Aufgabe	Misslingen der Aufgabe
Erwachsene	Intimität lernen, Verantwortung für Gefühle, Misserfolge und Erfolge übernehmen	Isolation, Abhängigkeit
Lebensmitte	Neue Aktivitäten entwickeln, wenn die alten Rollen überholt sind	Stagnation, Festhalten an alten Rollen
Alter	Das Leben resümieren, innere Stärke, Integrität finden	Verzweiflung »Ich könnte ebenso gut tot sein«

Vielfach findet sich Kritik an Feils Methode, speziell im Hinblick auf die Theorie von Erikson. Aber das Modell der Lebensstufen von Erikson muss nicht zwanghaft auf jede Lebenssituation übertragen werden. Es dient vielmehr als Erkenntnismodell für das Altern und das persönliche Reifen. In meinen praktischen Berufsjahren als Pflegekraft erlebte ich sehr viele Situationen, in denen ein alter Mensch noch mit einem Thema aus einer früheren Lebensphase beschäftigt war. Ich halte das Modell von Erikson deshalb für stimmig und messe ihm eine Schlüsselfunktion bei, denn es hilft, mehr zu verstehen.

Wenn ich heute mit größeren Gruppen von Angehörigen oder Pflegenden arbeite, gar nicht primär zur Validation, sondern eher zum respektvollen und klaren Umgang in herausfordernden Situationen mit Klienten, lege ich meine große Bodenpräsentation von Erikson aus. Auch in meinen Coachings hat es seinen Platz. Denn es verschafft einen Überblick über den eigenen Lebensweg und gibt viele Erklärungen und Erkenntnisse als Schlüssel, um alte, desorientierte oder teilweise verwirrte alte Menschen und ihr Handeln oder ihr Verhalten besser zu verstehen.

11. Tipp: Fördern Sie das Vertrauen

Die größte Aufgabe in der frühkindlichen Phase ist der Erwerb von Vertrauen. Erikson versteht darunter eine auf die Erfahrungen des ersten Lebensjahres zurückgehende Einstellung zu sich selbst und zur Welt: »Mit Vertrauen meine ich das, was man im allgemeinen als ein Gefühl des Sich-

Verlassen-Dürfens kennt, und zwar in Bezug auf die Glaubwürdigkeit anderer wie die Zuverlässigkeit seiner selbst.«[20]

Kommt ein Kind zur Welt, ist normalerweise die allererste und intensivste Beziehung die zur Mutter. Meist ist die Beziehung eng, ganz unmittelbar und geprägt durch eine körperliche, liebevolle Berührung und Erfahrung. Für das Kind, das noch kein Zeitgefühl hat, sich Situationen nicht logisch erklären kann, scheint dieser Zustand immerwährend. Die Welt ist in Ordnung.

Dann kommen die ersten Störungen, die Mutter verschwindet für eine geraume Zeit und das Kind bleibt zurück. Jetzt muss es lernen, dass die Mutter immer wieder zurückkommt, es muss Vertrauen aufbauen und sich das Wissen erwerben, dass die Mutter es nicht im Stich lässt. Wenn das Kind aber erlebt, dass die geliebte Person nicht wiederkommt, wenn es »weggelegt« wird, dann wird hier bereits der Same für ein lebenslanges Misstrauen gelegt.

Wir alle kennen Klienten, die sich nicht sicher sind, ob das Portemonnaie nicht doch gestohlen worden ist; die sich nicht sicher sind, ob man »der nebenan trauen darf« etc.

Hinweis

Vertrauen ist der Schlüssel für viele echte Begegnungen und Kontakte. Pflegekräfte können durch vertraute Gegenstände (Kleidung, Fotos, Erinnerungsgegenstände) Kontinuität schaffen.
Vertrauen kann bedeuten, sich »fallen zu lassen« und dabei gehalten zu sein. Sich mit seinen »Urängsten« in die Hände eines anderen zu begeben.

Aber: Drängeln Sie nicht, fordern Sie nicht das Vertrauen, sondern lassen Sie den alten Menschen selbst bestimmen, wie groß das Ausmaß des Kontaktes und der Begegnung sein soll. Ihre Aufgabe ist ein »Halten mit weit geöffneten Armen«.

In meinem Bekanntenkreis gibt es einen alten Mann, der extrem misstrauisch ist. Es gibt keine Situation, keinen Menschen, dem er vertraut. Alles, was ihm fremd vorkommt, ist schlecht. Er hat sich mit allen Men-

[20] Erikson, E. (1973). Identität und Lebenszyklus. Frankfurt: Suhrkamp

schen in seinem Leben überworfen. Er traut keinem. Dadurch muss er wiederum alles kontrollieren, beherrschen und nachprüfen. In seinem Lebenslauf gibt es auch ganz klare Ursachen.

Seine Tochter leidet sehr darunter, denn er traut auch ihr nichts zu. Nun sind Frau und Tochter inzwischen so erschöpft, dass sie sein ständiges Misstrauen auf sich beziehen, obwohl es sich eigentlich aus einer anderen Quelle speist. Das ist ein deutliches Beispiel für diesen systemischen Zusammenhang.

12. Tipp: Lernen Sie, Schuldgefühle zu verstehen

Wir alle kennen Schuldgefühle. Viele von uns werden mit Sätzen wie »Du bist schuld, dass Mutti traurig ist« oder »Du bist schuld, dass Papi böse ist«, groß. Das sind fast schon Klassiker unserer Kindererziehung. »Im Stadium der späten Kindheit beginnen wir auf unsere Weise unseren »Rucksack« zu packen, den wir ein Leben lang mitschleppen: voll mit unbewältigten Schuldgefühlen, gegenüber unseren Eltern, unseren Partnern, unseren Kindern, den Patienten, den Kollegen; am falschen Ort zur falschen Zeit bei der falschen Person falsch gehandelt zu haben. Die Einflüsse der unterschiedlichen Sozialisation aus der Kindheit bei Gepflegten und Pflegenden – wie etwa unterschiedliche Moralbegriffe und ethische Einstellungen – sind oft sehr gegensätzlich und können zu erheblichen Konflikten im Pflegealltag führen.«[21]

Dies kann sich z. B. an folgenden Konfliktsituationen zeigen:

- ausgeprägtes sexuelles Verlangen,
- Beschäftigung mit den eigenen Exkrementen,
- Ausdruck spontaner, ungehemmter Gefühle.

Lösungen liegen immer in der Akzeptanz des Verhaltens und der Stärkung des Selbstwertgefühles der Betroffenen. Pflegende brauchen in erster Linie eine gehörige Portion Toleranz und Geduld und sie müssen sich ihrer Scham- und Ekelgefühle bewusst sein. Dann gelingt es am besten, gelassen zu bleiben.

---

[21] Vgl. Scharb 2005

Gerade Pflegekräfte, bei denen schnell Schuldgefühle aktiviert werden, sollten achtsam sein, dass Sie diese nicht bei den Betroffenen bestätigen, in dem Sie z. B. beschwichtigen. Das Beste ist, auf das Bedürfnis oder den Antrieb dahinter einzugehen.

Eine kleine Geschichte

»Eine Frau kam zum Meister und begann zu klagen: »Meine Mutter ist schuld, dass ich kein Selbstbewusstsein habe. Mein Mann ist schuld, dass ich keine Ausbildung habe. Meine Tochter ist schuld, dass ich mir ständig Sorgen mache.« – »Und warum erzählst du mir das? Damit ich schuld daran bin, dass ich dir nicht helfe?«, antwortete der Alte unwirsch und ließ die Frau allein. Nach dem ersten Schock ging die Frau davon und änderte ihr Leben.«*

* Kenneth (2001). S. 122

Schuldzuweisungen sind eine weit verbreitete Reaktion auf Probleme oder Schwierigkeiten. Wir sind es gewohnt, nach dem Schuldigen zu suchen, speziell in Beziehungen und in Arbeitskontexten. Alte Menschen, die Situationen und prägende Ereignisse nacherleben oder bearbeiten, sind auch mit tieferer Schuldzuweisung beschäftigt. Zum größten Teil geben sie sich selber die Schuld an etwas. »Hätte ich damals jenes gemacht, wäre dieses nicht passiert.« So oder ähnlich klingen die Selbstvorwürfe.

Schuldgefühle, die Eltern, Lehrer oder die Kirche ihnen gaben, werden reaktiviert. Da hat jemand eine nasse, verschmutzte Vorlage im Bett hinterlassen und fürchtet nun die »Schimpfe« der Pflegekraft. Da kann die Pflegekraft noch so nett gucken, solch eine alte Verknüpfung kann sich automatisieren.

13. Tipp: Akzeptieren Sie pubertierendes Verhalten

Wenn ich von pubertierendem Verhalten spreche, meine ich eine Mischung aus Unreife, Trotz und »Jetzt-erst-recht«-Haltung. Ich möchte die alten Menschen mit diesen Beschreibungen nicht herabsetzen, ich spreche über Verhaltensweisen, die ähnlich anmuten. Das ist für mich ein deutlicher Unterschied.

Das Jugendalter, die Pubertät wird sehr intensiv erlebt, ein Experimentieren findet statt, es beginnt der Übergang in die selbstverantwortliche Identität des Erwachsenen. Die jungen Menschen beginnen, sich von den Eltern zu lösen, eigene Persönlichkeiten zu werden. Bei jüngeren Pflegekräften liegt diese Zeit ja noch gar nicht so weit zurück. Und wir älteren haben unsere Erinnerungen an diese Zeit: die verbotene Zigarette, Mofa fahren, Parka tragen, die Clique, eine Demo-Teilnahme. Aber auch Frust über die Eltern, Liebeskummer, Tagebuchschreiben, nachts heimlich aus dem Fenster steigen, stundenlange Grundsatzdiskussionen mit den Eltern, etc.

Die Generation, die heute alt ist, hat in ihrer Jugend harte Schicksale erleiden müssen. Die Jungen zogen in die Krieg, die Mädchen mussten – selber noch jung – für ihre Geschwister sorgen, sie übernahmen die Mutterrolle, kannten keine freie Berufswahl. Es ging alles sehr schnell mit dem Erwachsenwerden, dem »Vernünftigwerden«. Dadurch ging es vermutlich oft sehr oberflächlich, es war kein wirklich reifender Prozess.

In solch einer Zeit findet keine ausreichende Emanzipation statt. Der Jugendliche wird in seinem Leben ohne eine Autorität unsicher sein.

In der Pflege finden wir bspw. jene Frauen wieder, die sich an ihre Kinder, an die Nachbarn, an das Personal des Pflegeheims klammern. Sie werden zur Märtyrerin, klagen über Wehwehchen und Schmerzen, geben der Welt Kunde von ihren organischen Beschwerden: »Der Kopf tut mir weh, mein Magen schmerzt, mein Rücken tut weh.« Sie jammern: »Eine Mutter kann zehn Kinder groß ziehen, aber von den zehn kümmert sich nicht eines um die Mutter.«[22]

Das können Sie tun:

- Lassen Sie die Klienten die Pflege ggf. soweit als möglich selber durchführen. In speziellen pflegerischen Situationen wie bspw. der Intimpflege gibt es die Möglichkeit, die eigene Hand über die Hand des alten Menschen zu legen und ihn mit der eigenen Hand zu »führen«. So hat er das Gefühl, sich selber zu berühren. Hiermit stärken Sie so etwas wie die Selbstwahrnehmung, sofern das in dieser intimen Situation überhaupt möglich ist.
- Zeigen Sie Toleranz.

[22] Feil, N. (1990). Validation. Wien: Verlag Altern & Kultur

- Geben Sie Bestätigung und Zuneigung, bevor ein Jammern oder Fordern entsteht.
- Verstehen und akzeptieren Sie pubertierendes Verhalten.
- Vermitteln Sie das Gefühl von Nähe.
- Fördern Sie »wildes« und emotionales Verhalten, lassen Sie Jugendrituale wieder erleben bzw. regen sie sie an. Haben Sie vielleicht sogar Freude an fetzigen Auseinandersetzungen! Sie können das Salz in der Alltagssuppe eines müden Heimbewohners sein.

Beispiel: Die sehr späte Pubertät

Während meiner Zeit in Berlin-Charlottenburg lernte ich eine alte Frau kennen, die in ihren sehr späten Jahren ihre Pubertät nacherlebte. Sie hatte – so wurde mir erzählt – ihr gesamtes Leben bei ihrer Mutter verbracht. Hat wie sie Piano gespielt. Auf Männer verzichtet und auf jugendliche Eskapaden, weil sie bei der Mutter blieb. (Hier wussten wir nicht, was alles vorgefallen ist, dass die beiden Frauen sich nicht voneinander lösen konnten.) Jedenfalls blieb sie bei ihrer Mutter und zog auch mit dieser ins Heim.
Als die Mutter gestorben ist, begann bei der Tochter eine drastische Veränderung. Sie begann zu rauchen, trank gern und viel Alkohol und da ihr Taschengeld für beides nicht reichte, klaute sie Zigaretten oder schnorrte sie bei anderen.
Und auch ihre Sexualität erwachte. Im Hause lebten drei Patres, die regelmäßig den Gottesdienst in der anliegenden Kirche hielten. Abwechselnd schwärmte sie für einen dieser Herrn oder war sogar in ihn verliebt. Jedenfalls erlaubte sie es sich, sich im Gottesdienst zu entblößen oder laut schimpfend aufzustehen, wenn der »falsche« Patre den Gottesdienst hielt.
Es war eine kleine Rebellion und insgesamt klingt das sehr nach Pubertät, obwohl die Frau hatte ihre 70 Lebensjahre erreicht hatte, als sie in diese Phase kam.

14. Tipp: Lassen Sie Bindungen erlebbar werden

Das Leben als Erwachsener ist sehr vielfältig, reichhaltig, herausfordernd. Meist haben wir viele Pakete zu stemmen, vieles zu schaffen. Unser Erwachsenenleben ist lang. Es reicht über 30 bis 50 Jahre, je nachdem, wie wir leben und uns auch vom Lebensstil her einstellen. Viele von uns haben viele Verpflichtungen, wir sind eingebunden, haben Erfolg, haben Misserfolge etc.

Laut Erik Erikson haben im Erwachsenenalter Aufgaben, die wir übernehmen müssen:

- eigenverantwortliche Rollenübernahme,
- Wahl eines Partners,
- Abstimmung des eigenen Lebensrhythmus' auf die Einstellungen und Gewohnheiten des anderen,
- veränderte Beziehungen zu Eltern und Freunden gestalten,
- Bindungen gestalten.

Werden diese Aufgaben nicht wirklich gelöst, können vielfältige Folgen daraus entstehen. Mit Lösen meine ich: sie angehen, nicht wegschieben, sondern in die Hände nehmen. Trauern, wenn es Zeit ist zu trauern. Loslassen, wenn es Zeit ist, loszulassen. Glücklich sein, wenn es Zeit ist, glücklich zu sein. Stolz zu sein, wenn es Zeit ist, Stolz zu sein. Demütig zu sein, wenn es Zeit ist, demütig zu sein.

Eine Folge der ungelösten Aufgaben kann der Rückzug sein, die Isolierung; die Unfähigkeit, sich auf tiefe Beziehungen einzulassen und die damit einhergehende Angst, allein und unerkannt zu bleiben. Diese Isolierung kann auch sehr verhalten und leise auftreten. Es können Symptome sein wie schüchterne Zurückgezogenheit, Empfindungen von Leere und Distanz dem anderen Geschlecht gegenüber. Hier hinein gehört auch die Unfähigkeit, über die eigenen Gefühle zu sprechen.

Sind wir uns aber unserer eigenen Person sicher, so hängt unsere Fähigkeit zu lieben nicht davon ab, ob wir auch geliebt werden. Wir wissen tief in uns, dass wir es überleben, zurückgewiesen zu werden. Wir haben unsere eigene Identität.

»Wenn wir aber bei der Erfüllung unserer früheren Aufgaben versagt haben, werden wir keine Intimität erlangen. Wenn wir uns als Kind nie zugetraut haben, die Hände von der Lenkstange des Fahrrades zu nehmen, wie können wir uns dann zutrauen, die inneren Schläge des Erwachsenenalters auszuhalten? ... Wir werden isoliert und bürden uns eine neue Last auf, die wir bis ins hohe Alter mitschleppen müssen. Wir werden zu Einsiedlern. Im Altersheim sitzen wir abseits.«[23]

Deshalb sollten Sie:

- selber für tiefe Nähe zur Verfügung stehen,
- zu vertrauten Alltagshandlungen ermutigen,
- in Gespräch und Taten die alten Kompetenzen stärken.

Fazit

Sie können durch Ihre Achtsamkeit, Empathie und Präsenz ein wertvoller Partner auf Augenhöhe sein; ein Gegenüber, an dem sich der alte Mensch in seinen Krisenmomenten anlehnen darf, austoben darf oder einfach nur Sicherheit, Bindung und Vertrauen erfährt.

15. Tipp: Akzeptieren Sie Leid und Schmerzen

Erikson sieht als eine der Hauptaufgaben unseres Lebens die Elternschaft an. Das Interesse daran, die nächste Generation zu gründen und in ihr weiterzuleben. Viele von uns, die Kinder auf die Welt bringen, sie aufziehen und erziehen, dann wieder loslassen, wenn sie in die Welt hinaus wollen, wissen um die tiefe Liebe, die dabei entsteht. Die Sorgen, Ängste und Hoffnungen, die sich über die vielen Jahre einstellen und zugleich der Stolz, wenn sie groß sind. Die Sehnsucht, wenn sie schon so groß sind, dass man sich manches Mal die zarten kleinen Babyfüße oder das lustig plappernde Stimmchen wieder wünscht. Unglaublich vielfältig ist das Erleben der eigenen Kinder. Auch das Wunder der Geburt bleibt tief in unserer Erinnerung verankert.

Sie kennen bestimmt alte Frauen, die mit der Geburt und ganz speziell mit früheren Fehlgeburten beschäftigt sind. Häufig dann, wenn sie ein verändertes Körpergefühl im Unterleib verspüren, z. B. bei einer Verstopfung. In einer solchen Situation kann ein »altes Lebensthema« wieder aufbrechen.

[23] Ebd.

Aber auch andere Ereignisse, die wir im Laufe des Lebens erfahren, prägen uns und müssen bewältigt werden. Es sind nicht immer Kriegserlebnisse. Es können auch die ganz normalen Ereignisse, wie z. B. Niederlagen sein.

»Wie können wir die Wunden der Lebensmitte durchstehen? Ohne den Partner sind wir niemand; ohne Job sind wir nichts; ohne Brust sind wir geschlechtslos. Um zu überleben, leugnen wir das Ausmaß unserer Verluste. Wir können nicht das Risiko eingehen, neue Verhaltensweisen zu lernen, darum halten wir an den alten, ausgedienten Rollen fest. Ein Witwer lehnt jede neue Beziehung ab, niemand ist ihm gut genug. Ein Musikliebhaber weigert sich, ein Hörgerät zu kaufen, es ist zu teuer. Ein Topmanager macht sich über einen Volontärjob lustig, seine Zeit ist teures Geld wert. Eine Hand wird zum Baby für eine Frau, die Mutter bleiben muss; ein Medikamentenwagen wird für den Bauern zum Traktor, mit dem er sein Feld pflügen möchte. Diese sehr alten Menschen müssen an ihren Berufen festhalten, sie haben sonst nichts zu tun. Sie sind darin eingesperrt, weil sie nur einen Schlüssel besitzen.«[24]

Daher sollten Sie älteren Menschen, die in diesen Gefühlen gefangen sind,

- Tätigkeiten anbieten, die an alte Kompetenzen und Aufgaben erinnern;
- Gespräche darüber führen;
- mit Fotos, Liedern und Texten an frühere (glückliche) Zeiten erinnern.

Sie stärken den alten Menschen, indem Sie seine Werte bestätigen, seine Leitsätze und Lebensantriebe kennen. Diesen Aspekt greift nach meinem Verständnis Nicole Richard mit ihrer integrativen Validation auf. So wie ich es verstehe, möchte sie dem alten Menschen Respekt und Anerkennung geben, indem sie z. B. ausgewählte Lebensprinzipien und Lebenswerte bestätigt. Dies geschieht durch Worte und auch Gesten.

Fazit

Sie können durch Ihre Sprache und Verhalten bestätigen, wertschätzen, anerkennen und ein ebenbürtiger Partner sein, sodass der Betroffene ein »Gegenüber« hat.

[24] Ebd.

16. Tipp: Helfen Sie, eine Bilanz zu ziehen

Der ältere Mensch steht im hohen Alter vor der Aufgabe, den eigenen Lebensweg abzurunden. Er muss aus der Fülle seiner Erfahrungen und Erinnerungen ein Gefühl individueller Ganzheit und Sinnhaftigkeit herausbilden. Erikson spricht von einer Konsolidierung der Persönlichkeit. Ziele und Aufgaben dieser Phase sind:

- Vertrauen in das Leben (nach Erikson eine Art von »Glauben«),
- Ich-Integrität entwickeln,
- innere Abgeklärtheit erlangen,
- das individuelle Leben zum Abschluss bringen,
- der Grundangst des Alters ins Auge blicken,
- das Leben zu resümieren (»Ich kann akzeptieren, was ich bin, was ich war und nicht war«).

Nach Erikson macht sich Resignation und Verzweiflung breit, wenn eine solche positive Bilanz fehlt. Dies kann sich vielfältig zeigen: in Trauer, Bitterkeit, psychosomatischen Beschwerden, hypochondrischen Befürchtungen; einem resignierten Gefühl, die Zeit vertan zu haben und Wichtiges versäumt zu haben. Man möchte noch einmal ganz von vorn beginnen, um neuen Sinn zu spüren, Glaube, Ideale, Freundschaft und Liebe neu zu erleben.

Das können Sie tun:

- Biografiearbeit
- Gemeinsam wertungs- und vorurteilsfrei auf das vergangene Leben zurückblicken (Fotos, Briefe etc.)
- Traurigkeit, Wut und andere Gefühle akzeptieren
- Selbst übers Älterwerden nachdenken

Als meine Mutter starb, erschien mir ihr Tod plötzlich und unverhofft. Jetzt, mit mehreren Jahren Rückblick, war es gar nicht so plötzlich. Viel früher begann sie schon, ihr Leben »abzurunden«. Sie erledigte auf ihre tatkräftige Art und Weise noch Wesentliches in den letzten Jahren. Versöhnungen, Organisation in jeglicher Hinsicht und zum Ende hin sogar ein Fotoalbum über ihr Leben und all ihre wichtigen Menschen. Mit diesen Aufgaben, die sie aus einem eigenen inneren Antrieb tat, schien sie ihre

Integrität und ihr Werk auf dieser Welt abrunden zu wollen. Dies ist ein positives Beispiel.

Aber sicher kennen Sie auch alte Menschen, die sich die letzten Wochen und Monate vor ihrem Lebensende noch quälen, die bereuen, verbittern und unruhig werden. Oder die dann gar schimpfen, sich oder anderen Vorwürfe machen und ihren Schmerz auf ganz unterschiedliche Weise nach außen bringen. Oft so, dass niemand versteht, worum es geht.

17. Tipp: Verstehen Sie, was alte Menschen sagen wollen

Beispiel: Für immer jung

Eine alte Dame »sagte« mir einmal ganz klar und deutlich, dass sie keineswegs alt sei. Sie war und blieb jung. Die Dame war recht klein, lag nach einem Schlagfanfall im Bett, verfiel aber keineswegs in Langeweile oder Lethargie. Im Gegenteil. Über Stunden »kreiste« sie quasi in ihrem Bett, bewegte sich hin und her, rief und war guter Dinge. Kamen wir in ihr Zimmer, wollte sie gleich mit uns zur Schule. Wir sollten ihr den Ranzen geben, der Vater käme gleich und sie müsse ja pünktlich da sein. Dabei war sie vergnügt, wollte, dass wir sie mit Moritz ansprechen. Das war der Spitzname, den ihr Vater ihr früher gegeben hat.
Sie »beamte« sich in gute Zeiten zurück und nährte sich mit dieser schönen Erinnerungsressource durch den Altenpflegeheimalltag.
Hier brauchte es von uns nur bestätigende Worte und ein wenig Biografiearbeit, sodass wir die angenehmen Erlebnisse und Erinnerungen verstärken konnten.

Der folgende Satz ist in meinen Augen einer der Hauptsätze der Validation. Ein Schlüssel, um wirklich Verständnis zu empfinden. Und nicht nur Verständnis, sondern auch Ideen und Möglichkeiten, mit dem alten, teilweise verwirrten oder desorientierten Menschen umzugehen, ihn zu bestärken, ihm respekt-und liebevoll zu begegnen:

»Sehr alte Menschen, die mit ihren tiefen, ungelösten Gefühlen aus früheren Stadien festsitzen, kehren oft in die Vergangenheit zurück, um diese Gefühle zu lösen. Sie bereiten sich auf die letzte Reise vor. Sie mustern die schmutzige Wäsche, die sich im Lagerhaus der Vergangenheit angesammelt hat. Das ist kein bewusster Rückzug in die Vergangenheit, wie in Eriksons achtem und letztem Stadium. Es ist ein zutiefst menschliches Bedürfnis: in Frieden zu sterben.«[25]

Hieraus lässt sich ableiten, dass viele, sehr alte desorientierte Menschen ihr Leben »bearbeiten«. Dazu fallen mir Beispiele ein, in denen Altes bearbeitet wird:

- unverarbeitete Verluste von Kindern (geborenen und ungeborenen) und Eltern, Partnern,
- Kriegserlebnisse (Flucht, Vergewaltigung, Heimatlosigkeit, Angst, Schützengrabenerlebnisse, Hunger etc.),
- Spuren aus dem Elternhaus, prägende Erziehung.

Mit diesem Wissen lässt sich das Verhalten von Menschen mit Demenz besser verstehen, ihre Antriebe, Bedürfnisse, ihre Eigenarten, ihre Prägung und Werte (siehe auch Tipp Nr. 3).

Auch wenn wir als Begleitende nicht immer wissen, worum es bei einem bestimmten Verhalten geht, können wir achtsam und respektvoll sein und darauf vertrauen, dass es Sinn hat. Das, was derjenige gerade macht, ist für etwas gut, dient einer guten Absicht. Denken wir so darüber, gelingt es uns, gelassen zu bleiben und Präsenz zu zeigen, sodass der alte Mensch, sofern er möchte, Kontakt erfährt.

In jedem Leben gibt es Grundthemen. Dazu reicht es m. E. nach oft, einfach in sich selber hineinzuhorchen. Welche eigenen Lebensthemen liegen auf Ihrem Weg? Wenn Sie damit in Resonanz und Verbundenheit sind, schafft dies eine Art unsichtbare Übereinstimmung für die Themen anderer Menschen. Auch dann, wenn sie diese nicht nennen können.

Wir kennen unseren eigenen Leidfaktor. Je mehr wir unsere eigenen Herausforderungen bewältigt haben, umso mehr Wissen haben wir darüber, dass Lebenswege nicht nur durch eitel Sonnenschein und kontinuierliche Leichtigkeit ausgezeichnet sind. Mit diesem Wissen können wir einen anderen Menschen begleiten, ihm in schweren Stunden beistehen, ohne mitzuleiden. Denn wir wissen, dass ein bewältigter (nicht verdrängter) Schmerz heilsam ist.

---

[25] Ebd.

18. Tipp: Lernen Sie von erfolgreichen Therapeuten

Es ist immer wieder interessant, von anderen zu lernen. Selbst jetzt, nach 15 Jahren Pflege und fast 20 Jahren als Trainerin und Autorin, lerne ich gern von anderen. Ich beobachte Menschen hinsichtlich ihrer Haltung, ihres Tuns, ihrer Glaubenssätze, ihrer Haltung. Wie machen sie das, was sie machen? Warum gelingt es gut, warum nicht?

Die Amerikaner Richard Bandler (Sprachwissenschaftler) und John Grinder (Psychologe) wollten wissen, warum einige Therapeuten so besonders erfolgreich waren. Sie erkannten Muster und entwickelten daraus ein Modell, das Menschen die Möglichkeit und das Wissen dafür gibt, effektiv, direkt und intensiv zu kommunizieren. Außerdem stellten sie fest, dass die herausragenden Therapeuten einen Rahmen steckten, in dem Raum für persönliche Veränderungen und Steigerung der Lebensfreude ist.

Bandler und Grinder stießen auf eine grundlegende Erkenntnis, die auch für die Pflege wesentlich ist: Alle Therapeuten, deren Arbeit sie untersuchten, hatten immer und ausschließlich einen guten und intensiven Kontakt zu ihren Klienten. Dies ist ähnlich wie in der Validation, denn ohne echten Kontakt und echte, spürbare Nähe ist keine Nähe möglich.

Grinder und Bandler gewannen, indem sie andere Therapeuten oder Meister beobachteten und sich mit ihnen trafen, u. a. folgende Erkenntnisse:

- »Von Fritz Perls, dem Begründer der Gestalttherapie, lernten sie Wesentliches über die Dimension der Zeit. Unser Bewusstsein, fand Perls heraus, bewertet gegenwärtige Ereignisse aufgrund vergangener Erfahrungen und zukünftiger Erwartungen. Durch plastische Vorstellungen von vergangenen und zukünftigen Ereignissen erhalten die Patienten Aufschluss darüber, wie Erinnerungen auf unser gegenwärtiges Erleben noch Einfluss nehmen.«[26]
- »Von Virginia Satir, einer außergewöhnlich erfolgreichen Familientherapeutin, lernten Bandler und Grinder, wie man mit einer ausgefeilten Fragetechnik selbst die verworrensten Beziehungen klären und Verwicklungen lösen kann.«[27]

---

26 Vgl. Heinze, R. & Vohmann-Heinze, S. (1999). NLP – Mehr Wohlbefinden und Gesundheit. München: Gräfe und Unzer

27 Ebd.

- »Der Psychiater Milton Erikson vermittelte den beiden mit seiner außergewöhnlichen Hypnosetherapie den Zugang zum Unbewussten. Mit der Kunst seiner Hypnosetechniken und Hypnosesprache erschloss er ihnen eine Ebene der Wahrnehmung, die bis dahin in der Therapie noch nie eingesetzt worden war.«[28]

Die Erkenntnisse, das Wissen und Handeln dieser drei weiteren Therapeuten führten Bandler und Grinder unter dem Namen **NLP** zusammen:

- **N**euro steht für die Prozesse, die in unserem Körper und seinem Austausch mit der Umwelt bzgl. des Denkens und der Wahrnehmung über die Sinne erfahren werden.
- **L**inguistisch steht dafür, dass unser Denken über die Sprache den Körper verlässt. Unsere Sprache drückt unsere gedanklichen Muster und Vorgänge aus.
- **P**rogrammieren steht für die unterschiedlichen Prozesse oder Möglichkeiten und Wege, wie wir unsere Gedanken, Erfahrungen und Handlungen wählen und organisieren. Wie programmiert uns unser Verhalten, nach welchen inneren Programmen verhalten wir uns, agieren in der Welt und im Kontakt mit anderen?[29]

Das NLP ist eine wahre Schatzgrube, wenn um die Gestaltung des eigenen Lebens, der Persönlichkeitsentwicklung und der zwischenmenschlichen Kommunikation geht. Wie in so vielen Richtungen gibt es aber auch beim NLP große Unterschiede. Es gibt Menschen, die mit NLP arbeiten, die es teilweise sogar manipulativ einsetzen, bspw. in Verkaufstrainings. Andere erarbeiten »Super-Erfolgreich-Rezepte-die-immer-funktionieren« und wieder andere geben geniale Coachings. Auch erlebe ich Kolleginnen, die NLP verurteilen, ohne es recht zu kennen.

Für mich ist NLP in erster Linie eine Haltung, eine Anregung, immer wieder umzudeuten und die Grundannahmen des NLP zu verinnerlichen.

Ein paar NLP-Kenntnisse gehören mittlerweile fast schon zum guten Ton, speziell für Menschen mit Personalverantwortung, aber auch für Men-

---

28 Ebd.

29 Vgl. Messer, B. (2008). Tägliche Pflegeplanung in der stationären Altenpflege. 3. Aufl. Hannover: Schlütersche Verlagsgesellschaft

schen, die für andere da sind. Also lassen Sie sich nicht davon abhalten, hier eigene Erfahrungen zu machen.

19. Tipp: Erinnerungen sind veränderbar

Aus eigener Erfahrung weiß ich, dass Erinnerungen wirklich veränderbar sind. Mit jedem Rückblick, jedem Erinnern können wir einen neuen Fokus setzen. »Unsere Gedanken und Erinnerungen weisen Muster auf. Wenn wir diese Muster oder Strukturen verändern, verändert sich unsere Erfahrung automatisch auch. Wir können unangenehme Erinnerungen neutralisieren und Erinnerungen, die uns helfen, verstärken.«[30]

Wir alle handeln nach unseren erlernten Mustern, auch im Alter, oder auch gerade dann, wenn vieles andere durch Krankheit und andere Einschränkungen reduziert ist. »Wenn wir uns an Situationen aus unserer Kindheit und Jugend erinnern, insbesondere an die, die uns nachhaltig prägten, oder die uns schmerzhaft in Erinnerung sind, dann ändern sich die Situationen bei jeder Rückschau. Unsere Erinnerungen sind kein einmal feststehendes Konstrukt. Jedes erneute Erinnern, so haben es Forscher nachgewiesen, verändert die Erinnerungen. Insofern ist es wirklich nie zu spät für eine glückliche Kindheit.

Erinnerungen sind fast immer sinnesspezifisch sehr ausgeprägt und detailliert abrufbar, dennoch ist die Rückschau immer auch von unserer aktuellen Emotionalität und Befindlichkeit abhängig. Wir bestimmen die Rückschau und ihre Wertung in jedem Moment neu. Unser Rückblick und unsere Interpretation der Situation können, dürfen und sollen sich verändern.«[31]

Damit Sie eine Vorstellung haben, wie sich das bei mir entwickelt hat, erzähle ich Ihnen davon: Ich sitze auf einem bunt gemusterten orientalischen Teppich, der den mit kalten Steinfliesen ausgelegten Flur in der Mitte abdeckt. Türen gehen aus diesem Flur in verschiedene Räume und auch nach draußen. Auf dem Teppich zu sitzen und mit meinem kleinen Plastik-Aral-Laster zu spielen bereitet mir bei aller Schwere sehr viel Freude. Ich sitze inmitten des Hauses meiner Eltern. Den Ort kann ich jetzt gar nicht

30 Vgl. Andreas, S. & Faulkner, C. (2006). Praxiskurs NLP. 4. Aufl. Paderborn: Junfermann
31 Messer, B. (2014). Schluss mit dem Helfersyndrom. Hannover: Schlütersche

mehr sagen, in meiner Erinnerung vermischten sich die Häuser, in denen wir gelebt haben ein wenig. Genauso vermischen sich auch die Erinnerungen an diese Situation, sie liegt ja auch schon mehr als 45 Jahre zurück. Mein Laster ist mein ein und alles. Stundenlang kann ich die kleinen Plastikfässer auf den Laster hinauf stapeln und wieder herunter legen. Ich habe ihn von meinen Großeltern bekommen. Beide wohnten fest in meinem Herzen. Mein Großvater hat ein Leben lang nur bei Aral getankt. Aus diesem Grunde habe ich auch dieses geliebte Spielzeug.

Ich möchte mich verstecken, und zugleich möchte ich aber dableiben. Hilflos stehe ich dort mit meinen 3 oder 4 Jahren. Meine Großeltern, insbesondere meine geliebte Oma, kommen alle paar Wochen zu Besuch. Wir sind erst vor einiger Zeit weggezogen, vorher waren wir immer in ihrer Nähe. Ich vermisse meine Oma. Und nun sitze ich dort auf dem Teppich und weiß nicht, ob ich zuschauen möchte, wie Oma mir auf Wiedersehen sagt oder mich in der Besenkammer verstecken, um diesen schmerzvollen Moment nicht zu erleben. Ich will nicht, dass meine Oma wegfährt. Sie ist mein Fels in der Brandung, meine duftende Oma im Dirndl, das verständnisvollste Gesicht auf der Welt, mein Zuhause, welches ich hier noch nicht empfinde.

Und im nächsten Moment höre ich meine Eltern, wie sie streiten. Ich sitze zwischen ihnen auf dem Fußboden, meine Mutter weint, mein Vater schreit und schimpft, meine Mutter wird auch immer lauter. Ohne jegliche Regung verharre ich zwischen Ihnen und wünschte, dass sich der Boden unter mir auftut und mich hinunterzieht, um das hier nicht erleben zu müssen.

Starr vor Angst und Schrecken warte ich, bis zwischen meinen Eltern Frieden ist und Stille. Doch schon mit diesen wenigen Lebensjahren weiß ich, dass es das nicht geben wird. Durch die Glasbausteine, die links neben der Haustür sind, sehe ich den gelben Audi meines Großvaters wegfahren. Ich weiß nicht, wann sie wiederkommen, ich bin so klein, dass ich noch kein Zeitgefühl habe. Ich vermisse sie schon jetzt und bin froh, dass oben in meinem Bett mein geliebter, strubbeliger Teddy liegt und ich in einem Zimmer mit meiner Schwester schlafe.

Dieser Text ist ein kleines Blitzlicht aus meiner Vergangenheit. So hatte ich ihn in Erinnerung. Jemand anderes, der dabei war, hätte die Situation vielleicht ganz anders beschrieben.

Diese und ähnliche Situationen kennen wir alle. Teilweise sehr intensive Erinnerung verändern sich in Nuancen, wenn wir sie in unserer Erinnerung auferstehen lassen. Ich habe dieses sehr intensiv in Aufstellungen oder in Re-Imprints getan.

Ein Re-Imprint ist eine typische Vorgehensweise im NLP. Im Zentrum dieses NLP-Formats steht ein – aus der Sicht des Klienten – unangenehmes, schmerzhaftes Erlebnis (Prägung), das rückgängig gemacht wird.

Durch das Verändern einer traumatischen Situation in der Vergangenheit werden die dazugehörenden Glaubenssätze und das in ihnen begründete Verhalten verändert. Das Trauma verliert seine negative Wirkung, die eigene Geschichte wird neu geschrieben.

Prägungen finden auf unterschiedlichen (biologisch, soziale Umwelt, Glauben und Werte, Identität, Fähigkeit, Verhalten) Ebenen statt. Eine Prägung kann sich zum Beispiel ausdrücken in dem Satz: »Auf meine Gefühle nimmt ja keiner Rücksicht.«

Im NLP kann man auf der Metaebene mit dem Klienten arbeiten, um eine Situation im Nachhinein neu (positiv) zu prägen.

Menschen, die im Alter ihr Leben aufarbeiten, verändern ihre Strukturen und Muster noch einmal. Auch wenn wir diese Änderung nicht immer verstehen, können wir davon ausgehen, dass sie immer ihre Berechtigung hat, denn damit geben sich die Menschen die Chance, unangenehme Gefühle zu neutralisieren.

Im NLP wird diese Arbeit mit der sog. Timeline intensiv genutzt: Der Betreffende geht in die Vergangenheit zurück und stellt Situationen nach. Er benennt z. B. für seinen Vater einen Stellvertreter (eine real anwesende Person) oder schreibt den Namen seines Vaters auf ein Stück Papier. Dann wird die Situation nachgestellt, wobei der Betreffende die Position seines Vaters einnimmt. So kann der Betroffene aus verschiedenen Perspektiven auf die Situation blicken. Dies ist sehr erhellend und erleichternd, da bisherige Sichtweisen, die womöglich unangenehm oder schmerzhaft waren, sich verabschieden dürfen.

In der Therapie oder in NLP-Ausbildungen sind dies freiwillige Prozesse. In der Pflege können wir vielleicht den einen oder anderen Impuls geben, um eine Erinnerung zu verändern. Wir können aus der Sicht der anderen Personen sprechen.

Dies ist ein sehr heilsamer Prozess, weil der Betreffende plötzlich ein tiefes, emotionales Verständnis für die Person bekommt, von der er immer dachte, dass sie ihn mit ihrem Verhalten verletzt.

Andere Möglichkeiten sind z. B. die Ansicht der Erinnerung zu verändern, sie z. B. zu verkleinern, hinter Glas zu setzen, den dazugehörenden Glaubenssatz zu verändern etc. Solche therapeutischen Leistungen können von den Menschen mit Demenz nicht mehr verlangt werden. Aber sie können an ihre eigenen Ressourcen erinnert werden. Dies geschieht unter anderen über Erinnerungen oder Kontakt im Jetzt.

Es kann Pflegenden niemals gelingen, die von einem Klienten empfundene Schwere des Lebens zu verändern oder zu mildern. Wir haben jeweils die Verantwortung für die Interpretationen und Deutungen unserer Lebenssituationen und es ist unsere Aufgabe, diese für uns stimmig abzurunden. Jemand anderen können wir lediglich trösten, Liebe und Anerkennung geben, aber niemals die Schwere nehmen.

Alte Menschen gelassen und tolerant beim Aufarbeiten bestimmter Lebensereignisse zu begleiten, ohne deren Probleme lösen zu wollen, schützt Sie auch vor einem Helfersymptom. Statt die Probleme anderer zu lösen, können Sie von ihnen lernen, wie sie Klarheit und Integrität in ihr Leben zu bekommen.

20. Tipp: Suchen Sie nach der (positiven) Absicht

Auch wenn es Ihnen eigenartig vorkommt, liegt in der Suche nach der guten Absicht ein zentraler Schlüssel für ein tiefes Verständnis für einen anderen Menschen, der vielleicht gerade etwas macht – also ein Verhalten zeigt – welches wir nicht gut heißen, nicht verstehen oder uns sogar schadet.

»Jedem schmerzhaften, schädigenden und sogar gedankenlosen Verhalten lag in der Situation, in der es sich ursprünglich entwickelte, eine positive Absicht zugrunde. Schlagen dient der Abwehr von Gefahr. Sich-Verstecken dient dazu, dass man sich sicher fühlt.«[32]

Im Kern sagt der Satz, dass jeder Mensch aus einer guten Absicht heraus handelt. Nur haben wir als Pflegende nicht immer verstanden, was die gute Absicht hinter einem Verhalten ist.

---

[32] Ebd.

Beispiel: Was ist die gute Absicht?

Eine alte Dame hängt ihre bereits verwendeten, von Urin durchnässten Inkontinenzeinlagen zum Trocknen auf die Heizung. Auf die Vorhaltungen der Pflegekräfte reagiert sie nicht.
Was könnte aber ihre gute Absicht sein?
Im Grunde nutzt sie ihre alte Kompetenz, »ihre Wäsche und Hausarbeit« zu erledigen, wie sie es viele Jahre in ihrem Leben getan hat. Sie ist mit der Bearbeitung oder Beseitigung einer »Ungeschicklichkeit« oder »Unpässlichkeit« beschäftigt.

Statt Handlungen (Schlagen, Verstecken, Abwerten etc.) stillschweigend zu übergehen, sie zu verurteilen, sich darüber aufzuregen oder sie sogar durch Medikamente zu reduzieren, können Sie von der positiven Absicht der Person sprechen. Dann eröffnet sich die Möglichkeit, ihnen neue, der aktuellen Situation angepasste und positivere Möglichkeiten hinzufügen, die den gleichen Zweck erfüllen, z. B.:

- Verstecken: Schutz und Geborgenheit geben
- Schlagen: Für Ruhe und Sicherheit und Zuwendung sorgen
- Abwerten: Aufwerten

Hinweis

Die gute Absicht hinter einer Handlung zu erkennen, kann Ihnen helfen, gelassener mit scheinbar unverständlichem Verhalten umzugehen. Zudem ist es eine gute Möglichkeit, die Welt in ein positives Licht zu stellen, eine Optimistenstrategie!

21. Tipp: Akzeptieren Sie Entscheidungen

Auch wenn es schwer fällt – Ihr Gegenüber ist ein Mensch mit einer eigenen Meinung und Haltung. »Jeder von uns hat seine eigene persönliche Geschichte. Im Laufe dieser Geschichte lernen wir alle, was wir tun können und wie wir es tun können, was wir wollen sollten und wie wir es wollen sollten, was wir wertschätzen sollten und was wir lernen sollten und wie. Dies ist unsere Erfahrung, aus der wir alle unsere Entscheidungen ableiten – bis neue und bessere Entscheidungsmöglichkeiten hinzugefügt werden.«[33]

In Anbetracht der Lebenserfahrung und des teilweise hohen Alters der Betroffenen sollte es für Pflegekräfte selbstverständlich sein, die Aktivitäten und Handlungen ihrer Klienten als »eine richtige Entscheidung« anzusehen.

Unter dem Motto: »Sie werden schon wissen, was sie tun« können Sie den alten verwirrten und desorientierten Menschen Vertrauen schenken, dass das, was sie tun, einen Sinn hat. Hier gilt selbstverständlich die Einschränkung, dass diese Entscheidungen nicht den Betroffenen und/oder andere gefährden.

Bei einer Schulung zum Thema Pflegeplanung ging es um ein altes Ehepaar, das seit ein paar Monaten in einem Pflegeheim lebte. Vor wenigen Tagen war der Ehemann gestorben, seine Frau wollte ab dem Moment nichts mehr essen. Sie wollte ihm folgen.

In dieser Schulung planten wir die nächsten Tage. Dank einer sehr gut ausgebildeten und kooperativen Hausärztin war es möglich, dass diese alte Frau nicht gegen ihren Willen ernährt wurde. Kurz darauf folgte sie ihm. Ihre Entscheidung wurde ernst genommen!

22. Tipp: Wenden Sie den Rapport an

»Rapport« kommt aus dem Französischen und bedeutet so viel wie »Beziehung«. Da Pflege immer auch Beziehungspflege ist, können Sie diesen Ansatz für die tägliche Pflegearbeit nutzen.

Der Rapport ermöglicht es Ihnen, eine Brücke zu einer anderen Person (und deren Weltbild oder Lebenswelt) zu schlagen. Sie nehmen quasi teil am Leben der anderen Person. Dies ist besonders dort notwendig, wo der Klient auf Ihre Art und Weise der Beziehungsgestaltung angewiesen ist und wo auch die verbale Sprache in den Hintergrund tritt.

33 Ebd.

Fazit

Rapport ist notwendig, um eine Atmosphäre von Vertrauen, Zuversicht und Beteiligung aufzubauen, innerhalb der Menschen so agieren können, wie sie möchten – frei und natürlich. Sie als Pflegende sind in der Validation für den entsprechenden Rapport verantwortlich.

23. Tipp: Erkennen Sie, ob Menschen im Rapport miteinander sind

Körpersprache, Atmung und Tonart zweier Menschen sind im Rapport aufeinander abgestimmt. Häufig haben beide Partner die gleiche Körperhaltung. Gestik, Augenkontakt und Atmung ähneln sich. Rapport kann auch auf anderen Ebenen bestehen:

- Die **gemeinsame Umgebung oder Situation**, selbst wenn Sie sie nur nennen: »Hier bei Ihnen im Zimmer/im Zuhause, in Hannover …«
- Das **gemeinsame Verhalten**: Sie sagen: »Nein, das tut man nicht, lieber so …«, oder halten die Regeln der jeweils relevanten Umgebung ein oder betonen sie. Oder Sie sagen: »Kommen Sie, wir setzen uns gemeinsam zum Essen hin.« Im Sinne eines gemeinsamen Tuns.
- Die **Fähigkeiten**: Sie sagen: »Das können wir beide gut!« Sie erinnern daran oder sprechen darüber, was in der jeweiligen Umgebung an Fähigkeiten gewünscht oder erwartet wird. »Nehmen Sie Ihre Zahnbürste und putzen Sie Ihre Zähne.« Ggf. zeigen Sie die gewünschte Fähigkeit auf.
- Die **Werte oder Überzeugungen**, der Glaube an etwas: Sie sagen: »Sie als Verwaltungsbeamter haben immer auf Recht und Ordnung gesetzt. Das ist mir auch wichtig.« – »Eine Mutter wie Sie wünscht sich jedes Kind. Liebe und Fürsorge sind für Sie wichtig!«
- Die **Identität**: Sie stärken die Gemeinsamkeiten und das Nähe-Gefühl. Verlassen Sie die Rolle des Betreuenden oder der Pflegekraft und werden Sie Mensch. Dies können Sie durch Sprache, Kontakt, Berührung und Verhalten erreichen. Trauen Sie sich zu sagen: »Ich mag Sie«. Bestätigen Sie Identität des alten Menschen, sprechen Sie ihn auch im entsprechenden Status an. Oder stellen Sie Gemeinsamkeiten her »Mütter unter sich.« etc.

24. Tipp: Für den Rapport brauchen Sie eine innere Haltung

Ein Rapport bleibt oberflächlich, wenn er ausschließlich durch Spiegelung hergestellt wird (siehe auch Tipp Nr. 51). Ausschlaggebend für die Qualität des Rapports ist aber die innere Haltung.

D.h., dass Sie die Klientin würdigen, speziell das, was sie glaubt und erlebt. Zum Rapport gehört auch das Einfühlen in ihre Situation, ihre Werte, ihre Fähigkeiten sowie ihre Identität. Tiefe, grundlegende Herzlichkeit sollte zu spüren sein. Nur so kann ein Rapport echt und lebendig sein.

Ist die betroffene Person voller Angst, sollten Sie sich in das Gefühl von Angst hineinfühlen können. Ist Sorge das Hauptgefühl, dann stimmen Sie sich auf Sorge ein. Sicher haben Sie auch zu den schmerzhaften Gefühlen eines Klienten einen eigene Referenzerfahrung. Nutzen Sie diese und erinnern Sie sich daran. Dann sind Sie in guter, echter Schwingung mit den Gefühlen Ihres Klienten.

25. Tipp: Werden Sie zum Ausgangspunkt des Rapports

Der Rapport zwischen Pflegekraft und Klientin sollte – wenn der Betroffene es nicht kann – immer von Ihnen, der Pflegekraft, ausgehen. Sie stellen sich auf die Klientin ein, schaffen eine Atmosphäre von tiefer Zustimmung und Beziehung. Eine Voraussetzung ist allerdings auch Ihre persönliche Klarheit. Sind Sie in Übertragungen und Konflikten verstrickt, nimmt der Klient das natürlich wahr und wird es als Störung zurückmelden. Vermutlich wird diese Rückmeldung nicht einfach und direkt formuliert. Denn es ist ja ein alter Mensch, der in gewisser Weise verwirrt oder auch desorientiert ist. Es kommt verschlüsselt an, z.B. auch durch herausforderndes Verhalten, verbale oder körperliche Aggression.

Hinweis

Nutzen Sie den Rapport als Ansatzpunkt für Ihr Selbstmanagement und für die Fähigkeit, Ihr eigenes Handeln zu reflektieren. Sie sind diejenige, die etwas in ihrem Verhalten ändern sollte, wenn Sie nicht den gewünschten Erfolg wahrnehmen.

»Die NLP-Forschung hat herausgefunden, dass viele außergewöhnlich erfolgreiche Menschen sehr schnell Gefühle der Sympathie und der Wertschätzung gegenüber anderen Menschen entwickeln können. Es ist für sie eine völlig natürliche Sache, den Menschen in ihrer Umgebung ein angenehmes Gefühl zu vermitteln und Interesse und Verständnis für die Dinge zu vermitteln und Interesse und Verständnis für die Dinge zu zeigen, die jenen anderen wichtig sind. Hingegen hat sich herausgestellt, dass Menschen, die nur mäßig erfolgreich sind, oder die keinen Erfolg haben, diese Fähigkeiten im allgemeinen fehlen.«[34]

Es ist Ihre Aufgabe, den Rapport herzustellen, damit die alten Menschen sich in einer guten Beziehung zu Ihnen fühlen. Dazu sind Sie der Profi.

26. Tipp: Lernen Sie das Repräsentationssystem kennen

Jeder Mensch erlebt die reale Welt subjektiv. Wie er etwas sieht, riecht, hört, fühlt und schmeckt, nimmt er auf seine persönliche Art und Weise wahr. So existiert auch in jedem Kopf ein anderes Abbild der tatsächlichen Welt, im NLP »Landkarte« genannt. Die fünf Sinnessysteme Sehen, Hören, Fühlen, Riechen und Schmecken bilden eine der wichtigsten Grundlagen des NLP-Modells.

Unter Repräsentationssystem (siehe auch Tipp Nr. 50) versteht man die Art und Weise, wie wir Informationen im Gehirn in einem oder mehreren der fünf Sinneskanäle verschlüsseln. Die innere Repräsentation der äußeren Welt, aber auch unserer Lebensgeschichte, Werte und Normen ist bei jedem von uns unterschiedlich und prägt unsere innere Landkarte. Jedes Erlebnis kann innerlich in Bildern, Gefühlen, Geräuschen, Tönen, Formen, Farben etc. repräsentiert werden. Wie diese Repräsentationen gestaltet sind, welche Sinneswahrnehmungen besonders stark oder schwach vertreten sind, ist individuell unterschiedlich.

Wir alle benutzen ständig die drei Repräsentationssysteme (visuell, auditiv und kinästhetisch). In der Regel bevorzugen wir aber eines der Repräsentationssysteme, vorzugsweise in Stresssituationen.

Wir haben also – abhängig von einer Situation – Favoriten.

Stellen Sie sich vor, sie hören folgenden Begriff: Badewanne.

---

[34] Ebd., S. 152

Dazu könnte es ganz vielfältige erste Eindrücke geben:

- Im wohlduftenden Schaumbad liegen
- Das warme Wasser spüren
- »Schon wieder das Badezimmer putzen!«
- Das Rauschen oder Plätschern des einlaufenden Wassers hören

Beispiel: Auch Gehen kann sättigend sein

Vor kurzem sagte eine ältere desorientierte Frau zu mir, als wir einige Minuten auf dem Flur ihres Wohnbereiches auf und ab gingen: »Das sättigt so.« Sie hatte offensichtlich genug vom Umhergehen und mir war klar, dass sie bevorzugt kinästhetisch wahrnimmt. Warum sie nicht mehr laufen wollte, war zunächst zweitrangig. Wichtig war, dass ich ihre Botschaft verstand.

Jeder Mensch, der eine Situation aus der Vergangenheit nacherlebt, wird eine Szene oder den Kontakt mit einer Person entweder:

- vor seinen Augen haben, sich ein Bild davon machen (visuell);
- im Dialog mit einer Person sein, Geräusche und Klänge hören (auditiv);
- die Situation, den Kontakt, den anderen Menschen fühlen, einen ganz spezifischen Geruch in der Nase haben oder einen Geschmack (kinästhetisch).

27. Tipp: Nutzen Sie den bevorzugten Sinneskanal

Nicht nur in der Pflege von Menschen mit Demenz ist die Kenntnis der Repräsentationssysteme äußerst nützlich: Sie können die Klienten in ihrem bevorzugten Repräsentationssystem ansprechen und sie damit anregen, sich innere Bilder zu machen. Sie geben ihnen »Futter« für ihre inneren Vorstellungen, Erlebnisse oder Bilder. Dies geschieht automatisch, da Menschen angefüllt sind mit Ereignissen und Erinnerungen; sie brauchen nur angeregt zu werden und schon kommen die »Bilder ins Laufen«.

Wenn jemand davon spricht, dass er zu seiner Mutter (die verstorben ist) möchte, und Sie seinen bevorzugten Sinneskanal kennen, können Sie gezielte Fragen nach dem derzeitigen Erleben stellen:

- Bei visuellen Menschen: Wie sieht Ihre Mutter denn aus? Was hat sie für Kleidung an? Wie sind ihre Haare? Was gibt es noch zu sehen? Ist es hell, ist es dunkel? Welche Farbe haben ihre Augen?
- Bei auditiven Menschen: Wie spricht die Mutter? Was sagt sie? Ist es laut, ist es leise?
- Bei kinästhetischen Menschen: Wie fühlt sich die Mutter an? Wie warm ist ihre Haut. Wonach riecht sie?

Mit einer solchen Frage regen Sie das innere Erleben der Person an, sie braucht dazu nicht einmal verbal zu antworten. Sie können davon ausgehen, dass sie gewisse Situationen oder Erinnerungen durchlebt, nacherlebt; dass sie – in diesem Beispiel – in ihrer Wahrnehmung bei der Mutter ist, sie fühlt, riecht, spürt, sie vor sich sieht oder ihre Stimme hört. Die Person »tagträumt« sozusagen das, was sie spüren (oder sehen oder hören oder riechen) möchte.

28. Tipp: Wenden Sie das Reframing an

Eine bedeutsame Arbeit im NLP ist das Reframing, das Umdeuten. »Die Bedeutung eines Ereignisses hängt von dem Rahmen ab, in den Sie es stellen. Wenn Sie den Rahmen wechseln, wechseln Sie auch die Bedeutung. Wenn sich die Bedeutung verändert, verändern sich auch Ihre Reaktionen und Verhaltensweisen.«[35]

In meinem privaten und beruflichen Leben wird das Reframing immer wesentlicher. Geschieht z. B. etwas Schwieriges oder Schweres, frage ich mich recht schnell, wofür das gut ist. Im Sinne einer tieferen Erkenntnis, die noch folgen wird. Diese Haltung schenkt mir Gelassenheit – zumindest ab und zu.

Vor kurzem wurde ich Opfer einer Brandstiftung – mitten in der Nacht wurde mein neues Wohnmobil angezündet. Ich schreckte im Schlaf hoch, wurde von mehrfachen Knallgeräuschen und den tobenden Flammen geweckt. Gott sei Dank schlief ich nicht darin. Dennoch war das ein sehr traumatisches Erlebnis, das ich sicher lange nicht vergessen werde. Nachdem ich die Feuerwehr angerufen hatte, lief ich den kleinen Weg zur Straße

[35] Vgl. O'Connor, J. & Seymour, J. (2015). Neurolinguistisches Programmieren: Gelungene Kommunikation und persönliche Entfaltung. 20. Aufl. Freiburg: VAK

hoch und dachte schon wieder ganz automatisch: »Wozu ist das wieder gut?« Es half mir, in diesen nächtlichen Stunden mit Polizei, Kripo und Feuerwehr nicht zu verzweifeln.

Im NLP sprechen wir von einem gedanklichen Rahmen. Der Rahmen symbolisiert unser Territorium, in dem wir uns gut auskennen, und in dem wir uns zutrauen, Lösungsmöglichkeiten zu suchen. Scheinbar unsinnige Handlungen, wie z. B. Herumwischen, ungeeignete Dinge in den Mund stecken, einen Mann unter dem Bett vermuten etc., sind eine Frage der Sichtweise. Im Herzen des Reframings liegt die Unterscheidung zwischen Verhalten und Absicht: Zwischen dem, was man tatsächlich tut, und dem, was man eigentlich durch dieses Verhalten zu erreichen versucht.

Das gilt auch für die Pflege und Begleitung alter Menschen: Sie können Handlungen einen neuen Rahmen, sprich: Deutung, geben. So kann die Äußerung, unter dem Bett sei ein Mann, auch bedeuten, dass die Klientin Angst hat und nicht allein sein möchte. Es muss nicht unbedingt bedeuten, dass sie Angst vor dem Mann hat, oder eine sexuelle Sehnsucht. Es kann durchaus sein, dass jemand, der sich in andere Betten legt, gar keinen Sex will, sondern lediglich Nähe sucht, so wie früher mit den Geschwistern, die alle in einem Bett geschlafen haben, oder er findet sein Bett nicht…

29. Tipp: Finden Sie die Bedürfnisse des alten, desorientierten Menschen heraus

Wir Pflegenden merken es häufig gar nicht, wenn ein Bedürfnis eines Klienten nicht befriedigt ist, zumal wir doch mit der Befriedigung körperlicher Bedürfnisse wie Essen und Trinken beschäftigt sind. Außerdem fehlt uns einfach die Zeit, sodass wir auch nicht immer die entsprechende Aufmerksamkeit haben.

Nach Abraham Maslow sind Menschen aber Zeit ihres Lebens damit beschäftigt, ihre Bedürfnisse zu befriedigen. Nehmen wir diese Aussage ernst und transportieren wir sie in die Pflege von alten Menschen mit Demenz, so wird Folgendes deutlich: Die Klienten spüren – bewusst oder unbewusst – dass ihnen nicht mehr viel Lebenszeit bleibt; somit wächst der Druck, die Bedürfnisse zu befriedigen.

Bedürfnisse sind in unserem Leben absolut zentral, sie sind der Motor unseres Handelns, an ihnen richten wir unser Tun aus. Vom Körper und von unserem Bewusstsein erhalten wir Signale, die auf unsere Bedürfnisse hinweisen und die dafür sorgen, dass wir unsere Bedürfnisse wahrnehmen, um sie zu befriedigen. Wie wichtig uns das eine oder andere Bedürfnis ist, hängt von unserer momentanen, individuellen Situation ab.

Werden unsere Bedürfnisse befriedigt, empfinden wir Freude, Zufriedenheit und Lust. Es geht uns gut. Wird ein Bedürfnis nicht befriedigt, empfinden wir Ärger, Trauer oder Angst. Wir reagieren mit Ablehnung, Widerstand oder Rückzug, auch wenn wir in der konkreten Situation selbst nicht genau wissen, was da in uns ruft. Wir spüren nur, dass irgendetwas nicht stimmt. Die Reaktionen können unterschiedlich heftig ausfallen, je nachdem, um welches Bedürfnis es sich handelt. Massiver Schlafentzug macht uns beispielsweise zunehmend aggressiv.

Es gibt lebensnotwendige Bedürfnisse wie Atmen, Essen, Trinken – oder auch sich wärmen können, für die eigenen physiologischen Bedürfnisse sorgen können, Sicherheit und Schutz erfahren (das wird besonders bei Katastrophen deutlich). Andere Bedürfnisse, wie z. B. das Streben nach Perfektion oder Selbsterfüllung, entwickeln sich später und meist erst, wenn essenzielle Grundbedürfnisse befriedigt sind.

Durch die demenzielle Symptomatik und/oder ritualisierte Alltagshandlungen werden die Bedürfnisse aber unklar oder »verschlüsselt« ausgedrückt. Zum Teil stehen uns Pflegekräften auch unsere eigenen Bedürfnisse bei der Wahrnehmung der Klienten im Wege.

In den folgenden Tipps finden Sie Bedürfnisse, deren Befriedigung für die Klienten immens wichtig ist. Quellen dafür finden wir in unserer Beobachtung, bei Autoren wie Kitwood, Maslow, Feil und Scharb und vielen anderen. Wichtig ist, dass Klienten mit ihren Handlungen nach Befriedigung ihrer Bedürfnisse suchen – auch wenn diese Handlungen für uns Pflegekräfte nicht oder nicht sofort durchschaubar sind.

30. Tipp: Sorgen Sie für Sicherheit und Geborgenheit

Halt und Orientierung im Leben, Gewissheit, Vertrauen, Sorglosigkeit, Geborgenheit, Schutz und Stabilität geben uns das Gefühl der Sicherheit. Das Gegenteil davon ist Angst, Unsicherheit, Sorge, Unklarheit.

Maslow beschreibt das Sicherheitsbedürfnis als ein Bedürfnisensemble, das immer dann auftaucht, wenn die physiologischen Bedürfnisse (Bewegung, Körperkontakt, Essen, Schlafen, Wärme, Sinneseindrücke, Freisein von Angst, Bedrohung und Chaos) relativ gut befriedigt sind.[36]

Alle Menschen sehnen sich nach Zugehörigkeit, nach Wärme, Schutz, nach einem Zuhause, nach einem umfassenden Gefühl des Angenommen-Seins, nach liebevollem Körperkontakt, nach zärtlicher Berührung und Sprache, nach dem Gefühl von Sicherheit und Liebe. Dazu zählen aber auch Symbole wie z. B. Geld, Schlüssel, Handtaschen, Versicherungspolicen etc.

Hinweis

In verschlüsselter Form können alte Menschen z. B. mit der Suche nach ihrem Geld zum Ausdruck bringen wollen, dass sie auf der Suche nach Sicherheit sind. Vielleicht wollen sie etwas auf- oder abschließen, verstecken Lebensmittel, horten Dinge, die ihnen wichtig sind. Alles nur, um Sicherheit empfinden zu können.

31. Tipp: Geben Sie Anerkennung

Ein weiteres Grundbedürfnis ist die Anerkennung der eigenen Rolle, der eigenen Kompetenz. Die Autorität, die man im Leben hatte, z. B. in der Arbeit oder in der Familie, soll erhalten und akzeptiert werden. Dieses Bedürfnis wird auch beeinflusst durch den Stand, die soziale Herkunft, Prägung und die individuellen Werte.

Wir drücken sie in unserer Sprache aus, vermitteln sie durch Kleidung, Autos, Handys und andere Utensilien. Bei alten Damen ist es u. a. häufig die Handtasche, in der die ganze Identität steckt oder ein spezielles Taschentuch. Bei Männern kann es eine Krawatte, ein Hut, eine Urkunde etc. sein.

Vielfach sind uns die speziellen Objekte, die für einen möglichen Status und Prestige sprechen, gar nicht bekannt. Hier gilt es mit »biografischen« Augen in die Welt und Umgebung der Klienten zu schauen.

Meine Großmutter hatte bis zuletzt ein weißes Plastiklineal (das ich glücklicherweise geerbt habe), auf dem stand: »Mit Blattin und Blativit – Kühe, Schweine immer fit!«? Mein Großvater war Getreidehändler und

[36] Vgl. Messer, B. (2009). Pflegeplanung für Menschen mit Demenz. 2. Aufl. Hannover: Schlütersche

Kaufmann. Neben seiner Tätigkeit im »Kontor«, fuhr er mit dem Auto zu den Bauern, informierte sie über Produkte und gab als Werbegeschenk gern dieses Lineal dazu. Er hatte eine besondere Aufgabe, so sah es zumindest unsere Familie, und ein hohes Ansehen bei den Bauern in der näheren Umgebung. Von diesem Ansehen profitierte meine Großmutter, sie »hatte etwas« von seinem Status. Dieses Gefühl war später ganz einfach – allein durch den Satz auf dem Lineal – zu bestätigen.

32. Tipp: Zeigen Sie den alten Menschen, dass sie gebraucht werden

Wir alle möchten etwas leisten, verlangen Anerkennung dieser Leistung und dadurch auch Anerkennung unserer Person. Wir wollen gebraucht werden, in Freundschaft und Beziehung, in Familie und Arbeit. »Unser gesamtes »aktives« Leben besteht aus dem Bestreben, solche anerkannten Leistungen zu vollbringen.«[37]

Bei alten Menschen, die ein meist untätiges Leben führen oder erleben und nicht mehr orientiert sind, kann es sein, dass sie sich aus der tristen, reizlosen Umgebung, in der sie sich überflüssig fühlen, zurückziehen und eine Zeitreise antreten – in die Jahre, in denen sie aktiv und produktiv waren; in denen sie etwas bedeuteten. Vielleicht wird in vielen der Handlungen, die wir scheinbar als »unsinnig« einordnen, eine alte Tätigkeit oder Handlung wiederbelebt.

So kennen Sie sicherlich auch Klienten, die ihr Bedürfnis, für andere da zu sein – gebraucht zu werden – ausleben, indem sie für andere Klienten sorgen.

Hinweis

Nutzen Sie einfache Bestätigungen und anerkennende Worte wie

- »Hier bei Ihnen ist es immer so ruhig. Sie strahlen so viel Ruhe und Sicherheit aus.«
- »Ich bin gern bei Ihnen, darf ich noch einen Moment ausruhen?«
- »Wie haben Sie das geschafft, in solch schwierigen Zeiten vier Kinder großzuziehen?«

[37] Vgl. Scharb, B. et al. (2005). Spezielle validierende Pflege. 3. Aufl. Wien: Springer

Natürlich ist dies ein Bereich, in dem biografisch-orientierte Beschäftigungsangebote besonders sinnvoll sind.

33. Tipp: Lassen Sie Raum für Gefühle

Wir sind sehr engagiert darin, unsere Gefühle auszudrücken, uns anderen Menschen gegenüber darüber mitzuteilen. Gefühle sind nicht eindeutig, sondern oft verworren, unklar, komplex, haben ihre Schatten und ihre Schwärze. Meistens sind sie wie Eisberge, bei denen man nur einen kleinen Teil sieht, der größere ist unter der Wasseroberfläche verborgen. Gefühle begleiten uns schon, bevor wir auf der Welt sind. Sie sind also fester Bestandteil unserer Identität.

Der Gefühlsausdruck findet intensiv über den Körper statt. Er reagiert schneller als unser Verstand: Wir werden rot, bevor wir wissen, dass wir verlegen sind. Im Laufe unseres Erwachsenwerdens verlernen wir den unmittelbaren Gefühlsausdruck. Bestimmte Gefühle werden oftmals aufgrund von allgemeingültigen Regeln unterdrückt. Lautes Lachen oder Weinen in einem vornehmen Restaurant, in einer ernsthaften Besprechung oder im Zugabteil gelten als »unerwünscht«.

Es ist nicht immer leicht, die eigenen Gefühle zu verstehen, sie angemessen zu äußern, sie zu kontrollieren, wenn es notwendig ist. Unverstandene, nicht geäußerte Gefühle können krank machen. Unangenehme, schmerzliche Gefühle sind leichter zu ertragen, wenn sie ausgedrückt werden können. Ein gesundes Management der Emotionen, ohne anderen damit zur Last zu fallen, ist dennoch notwendig.

Vielen Menschen tut es bei Ärger gut, zu fluchen, zu schimpfen, mit dem Bein aufzustampfen, zu schreien, jemanden anzurufen und ihm den Grund des Ärgers mitzuteilen. Gefühle wie Freude und Glück teilen wir gern, um sie so noch intensiver wahrzunehmen.[38]

Im hohen Alter dringen Gefühle häufig direkt und überbordend hinaus. Auch dann, wenn die alten Menschen dazu erzogen wurden, Gefühle nicht zu zeigen, ist es oft so, dass angesichts des Lebensendes viele Gefühle – die evtl. jahrzehntelang unterdrückt worden sind – hinaus wollen. Das betrifft besonders die Urgefühle wie Liebe, Angst, Hoffnung, Freude.

---

38 Vgl. Messer 2009, S. 38

Hinweis

Tolerieren Sie die unterschiedlichsten Gefühlslagen der alten Menschen und geben Sie den Klienten die Möglichkeit, diese zu äußern, ohne sich gleich dafür entschuldigen zu müssen.
Nehmen Sie nicht jeden Wutausbruch persönlich, sondern vermitteln Sie dem Klienten, dass Sie nunmehr verstanden haben, dass er wütend sei. Schon diese Äußerung kann Wut oft ganz zum Versiegen bringen und den Weg zu einer Problemlösung weisen. Ganz im Sinne von: »Ich sehe, dass Sie verärgert sind. Das Essen schmeckt Ihnen nicht! Sie hätten es sicher viel wohlschmeckender zubereitet.«

Gefühle sind oft ein Anzeiger dafür, dass ein Bedürfnis nicht befriedigt ist. Gefühlsworte, die auf unerfüllte Bedürfnisse hinweisen, sind: »Abgespannt, aggressiv, angsterfüllt, ärgerlich, bedrückt, beklommen, betroffen, bitter, deprimiert, dumpf, eifersüchtig, einsam, erschöpft, faul, frustriert, gehemmt, geladen, gleichgültig, hektisch, hilflos, irritiert, kaputt, labil, lasch, leer, lustlos, nervös, peinlich, rastlos, scheu, schockiert, teilnahmslos, unbehaglich, unglücklich, verschlossen, zaghaft.«[39]

Diese Gefühle lassen Rückschlüsse auf unerfüllte Bedürfnisse zu, die für viele alte Menschen zutreffen: Akzeptanz, Aufmerksamkeit, Austausch, Autonomie, Ehrlichkeit, Einfühlung, Entspannung, Freiheit, Frieden, Geborgenheit, Gemeinschaft, Gesundheit, Glück, Harmonie, Kontakt, Kraft, Lebensfreude, Liebe, Menschlichkeit, Mitgefühl, Nähe, Ordnung, Respekt, Ruhe, Schutz, Selbstbestimmung, Sicherheit, Struktur, Unterstützung, Verantwortung, Verbundenheit, Vertrauen, Wärme, Wertschätzung, Zugehörigkeit.

Nutzen Sie diese Liste, um die wahren Bedürfnisse der alten Menschen zu erkennen.

---

39 Gens, K. D. (2007). Mit dem Herzen hört man besser. Paderborn: Junfermann, S. 87

2 DIE ZIELGRUPPE DER VALIDATION

34. Tipp: Bestimmen Sie die Zielgruppe für eine Validation

Als Zielgruppe für die Menschen, die von der Validation profitieren, benennt Naomi Feil folgende:

- Die Klienten sind zwischen 80 und 100 Jahre alt (diese grobe Einteilung wird allerdings durch zahllose Ausnahmen unterbrochen), führten ein relativ glückliches und sinnvolles Leben, zeichnen sich aber durch das Leugnen von Lebenskrisen aus.
- Der Rückzug in die Vergangenheit ist eine Überlebensstrategie, um der schmerzvollen Realität der Gegenwart zu entkommen.
- Es liegen signifikante kognitive Leistungseinbußen sowie Beeinträchtigungen des Sehens und Hörens vor.
- Das Bedürfnis nach Liebe und Identität wird durch Bewegungen und früh erlernte Bilder befriedigt.
- Es fehlt an intellektueller Einsicht.
- Sie halten an überholten Rollen fest.
- Sie besitzen kein flexibles Verhaltensrepertoire.
- Sie haben nur eine beschränkte Bewegungs- und Gefühlskontrolle.
- Sie befinden sich im Stadium »Aufarbeiten und Vegetieren«. Sie rufen die Vergangenheit wach und sind bis zu ihrem Tod mit dem Aufarbeiten beschäftigt.

Wenn Sie aber nicht mit der klassischen Validation nach Feil arbeiten, sondern eher ein allgemeines – vielleicht auch ein systemisches – Verständnis von Validation nutzen, dürfen Sie auch Menschen validieren, die teilweise nicht orientiert sind. Achten Sie bei den einzelnen Techniken darauf, denn hier kommen die feinen Unterschiede zum Tragen. Der Übergang von der Technik des Spiegelns zum Rapport herzustellen, ist schleichend. Spiegeln ist eine Technik, die Sie mit überwiegend orientierten Menschen nicht machen sollten, Rapport können Sie immer herstellen!

Und was genau ist Validation und was nicht? Eine verstehende Antwort, ein freundliches oder auch deutliches Bestätigen eines Eindrucks, einer Erinnerung, einer Stimmung schadet selten – und ist schon Validation im weitesten Sinne.

Damit ist die Zielgruppe m.E. nach weiter, als von Naomi Feil damals definiert. Es gibt so viele Varianten eines validierenden Umgangs, dass davon viele Menschen profitieren können.

35. Tipp: Erkennen Sie, wer nicht für eine Validation in Frage kommt

Nach Feil ist keine Validation vonnöten bei:

- Menschen, die die Höhen und Tiefen im Leben durchgestanden haben, besonders im mittleren Lebensalter;
- Menschen, die positive Strategien entwickelt haben, um mit Verlusten und Rückschlägen umzugehen;
- Menschen, die für sich Kompromisse geschaffen haben und die das Beste aus ihren früheren Hoffnungen und Träumen gemacht haben;
- Menschen, die sich mit realistischeren Zielen zufrieden gegeben haben;
- Menschen, die man als reif und erwachsen bezeichnen würde;
- Menschen, die allein sein können, ohne sich einsam zu fühlen;
- Menschen, denen ihre Gefühle bewusst sind und die sie anderen mitteilen;
- Menschen, die nicht nach den Worten einer Autoritätsperson handeln, sondern die selbst entscheiden und dafür die Verantwortung übernehmen;
- Menschen, die ihr eigenes Altern annehmen können;
- Menschen, die mit sich selbst im Einklang sind.[40]

36. Tipp: Helfen Sie dabei, Lebensthemen zu bearbeiten

Validation hat im weitesten Sinne mit therapeutischer Arbeit zu tun. Wer seine »Lebensthemen« schon vor dem Sterben bearbeitet hat und mit ihnen Frieden geschlossen hat, braucht keine Validation im klassischen Sinne nach Feil. Ein validierendes Grundverständnis bzw. eine empathische Grundhaltung tut aber jedem gut!

---

40 Feil, N.; Sutton, E. & Johnson, F. (2014). Trainingsprogramm Validation. 3. Aufl. München: Reinhardt

Wer im Alter noch vieles bearbeiten möchte/muss, dem kann durch die Validation eine starke und akzeptierende Begleitung an die Seite gestellt werden. In dieser Nähe und Sicherheit kann er dann seine Lebensthemen bearbeiten und Frieden schließen.

Validation wurde nicht entwickelt für Menschen, die:

- orientiert sind,
- ein geistiges Handicap aufweisen
- eine Geisteskrankheit hatten oder
- ein organisches Trauma erlitten haben (d. h. Aphasie nach einem Schlaganfall oder einem Sturz).[41]

Meiner Erfahrung nach sollte Validation niemals bei Menschen eingesetzt werden, die an einer depressiven Erkrankung leiden. Sonst verstärken sich die schwermütigen und depressiven Anteile. Die Lebensthemenliegen in der Verantwortung des Betroffenen. Ihr Auftauchen ist kaum zu kontrollieren, auch nicht im Verlauf. Bleiben Sie in solchen Fällen ruhig. Sie können diese Probleme nicht lösen.

Wenn Ihre Klientin gerade aufgeregt ist, zur Arbeit will, nach den Kindern sehen oder nach Hause will, dann sollten Sie sie in Ruhe lassen und nicht auf »Biegen und Brechen« eine Körperpflege oder Ähnliches durchführen. Diese Klientin hat gerade zu tun!

Sie können diese Aufgaben und die Antriebe und Bedürfnisse dahinter gern bestätigen. Später wird es sicher wieder Momente der Langeweile geben, in denen Sie das »Versäumte« (z. B. die Körperpflege) nachholen können. Bedenken Sie: Pflege ist in gewisser Weise immer Therapie, denn sie wirkt!

37. Tipp: Prüfen Sie Ihre eigenen Fähigkeiten hinsichtlich einer Validation

»Jeder, der für alte, desorientierte Personen sorgt, kann Validation anwenden. Sowohl Experten als auch Familienmitglieder erzielen mit Validation positive Ergebnisse. Validations-Anwender müssen über Empathie verfügen, sie müssen vorurteilsfrei und imstande sein, mit ihren eigenen Gefüh-

41 Vgl. Feil 1990

len sowie mit denen anderer Menschen umzugehen. Um eine andere Person zu validieren, muss der Validationsanwender sich »zentrieren«, genau beobachten und sich danach in die persönliche Wirklichkeit des Klienten einstimmen.«[42]

Sie brauchen die Gabe, den alten, auch in seiner Verwirrtheit teilweise sehr fremdartigen Menschen wertzuschätzen, eine freundliche und professionelle Distanz und Nähe zu gestalten. Nach Feil sollten Menschen, die mit der Validation arbeiten wollen, folgende Fähigkeiten besitzen:

- Echtheit/Authentizität
- Aufrichtigkeit
- Geduld und Mitgefühl
- Beharrlichkeit
- Fantasie
- Respekt gegenüber jeder Person
- Empathie/Einfühlungsvermögen
- Neutralität
- Vorurteilslosigkeit
- Neutralität, nicht wertende Haltung
- Professionalität (die Fähigkeit, persönliche Emotionen und Probleme auszuklammern und sich ganz auf die Arbeit einzustellen
- Engagement
- Aneignung von Theorie und der Prinzipien der Validation in Ausbildung und eigener Praxis
- Zustimmung zu den Prinzipien der Validation.[43]

Hinweis

Ich möchte hinzufügen, dass sich jede Pflegekraft in Selbstreflexion üben sollte. Übertragungen, Projektionen, ein unentdecktes Helfersyndrom verhindern oftmals einen klaren Blick auf die Klienten.

42 http://www.validation-eva.com/index.php/de/validation-anwenden [Zugriff am 07.07.2016]

43 Feil, Sutton & Johnson 2014

38. Tipp: Seien Sie ehrlich

Eine tiefe, reflektierende Ehrlichkeit ist ein absolutes Muss in der Validation und im Kontakt zu Menschen, die demenziell erkrankt sind. Diese Menschen spüren sehr genau Ihre innere Haltung. Sie hören genau zu, wenn Sie fragen: »Wie geht es Ihnen denn heute?« Von daher ist es wichtig, dass Sie sich Ihrer Gefühle und Haltungen bewusst sind und nicht so tun, als ob alles in Ordnung wäre, wenn das gerade nicht der Fall ist. Menschen mit Demenz sind oft sehr gut darin, ihre Gegenüber zu entlarven.

Den Satz »Wie geht es uns denn heute?«, habe ich in meinen ersten Schülerinnenjahren oft gehört. Er wurde immer so ausgesprochen, als würde gar keine Antwort erwartet werden. Ein wenig schrill, mit wenig Augenkontakt. Der fehlende Rapport war offensichtlich. Als ich später in einer Rehaklinik arbeitete, begegnete mir dieser Satz wieder. Nur waren die Patienten hier orientiert und sie hörten den Unterton, das Unehrliche.

Mir ist sehr wohl bewusst, dass es für Sie nicht leicht ist, immer wach, reflektiert und präsent zu sein. Aber ein »so tun als ob« dient Ihrer Sache auch nicht. Gerade Menschen mit Demenz spüren es, wenn etwas nicht authentisch oder echt ist. Sie haben meiner Erfahrung nach einen anderen Blick, eine stärkere Intuition.

3 DIE VIER STADIEN DER DESORIENTIERTHEIT

Naomi Feil schuf damals, als sie ihre Methode entwickelte, das Modell von vier Stufen der Aufarbeitung, bzw. Bearbeitung des Lebens. Es ist vielfach kritisiert worden, weil es für einige einem »Schubladendenken« gleich kommt. Zugleich ist auch der Name der letzten Phase (Vegetieren) nicht wirklich passend für die Wertewelt der jetzigen Pflegekultur. Natürlich gibt es immer wieder andere Sichtweisen, weitere Erkenntnisse und Haltungen.

Nichtsdestotrotz basiert die Validation nach Feil zum großen Teil auf diesen vier Phasen:

1. Mangelhafte Orientierung – Die Person kann sich noch zeitlich und räumlich orientieren.
2. Zeitverwirrtheit – Die Person vermischt Vergangenheit und Gegenwart
3. Sich wiederholende Bewegungen – Rhythmus und Bewegung ersetzen die Sprache.
4. Vegetieren – Totaler Rückzug nach innen.[44]

Für mich sind diese vier Phasen eine Orientierung, um eine Idee bekommen, wie es jemandem geht, was er erlebt, wo er sich befindet. Sie sind also eine Orientierungsschnur und nicht allzu verkrampft zu betrachten.

Naomi Feil und ihre Tochter stehen schon für eine fundierte Ausbildung. Davon würde ich auch nie jemanden abhalten. Dennoch bekommen die meisten Pflegekräfte nach einer eintägigen Schulung zumindest schon ein Gespür für die innere und äußere Welt der Menschen, die Naomi Feil diesen Phasen zuordnet.

39. Tipp: Beachten Sie die Stadien der Aufarbeitungsphase

Die vier Stadien geben, wenn sie regelmäßig erhoben und evaluiert werden, einen gewissen Verlauf vor. Auch Tageszeiten, Ereignisse, die den Menschen

[44] Hahl, W. (o.J.). Validation nach Naomi Feil – eine Einführung. Im Internet: http://www.lrasha.de/fileadmin/Dateien/Dateien/Buergerservice/Validation_nach_Naomi_Feil.pdf [Zugriff am 07.07.2016]

bewegen, aber auch z. B. ermüden oder bestärken, finden sich in diesem Stadienverlauf wieder.

Sehr alte Menschen, die die Notwendigkeit wichtiger Lebensaufgaben in früheren Abschnitten ihres Lebens bewusst nicht wahrgenommen oder sich verweigert haben, befinden sich nun in einer Periode ihres Lebens, in der sie das dringende Bedürfnis haben, diese Aufgaben zu erfüllen, damit sie in Ruhe sterben können. Mit jedem Stadium nimmt der körperliche Verfall zu.

Es ist oft sehr schwer, hochbetagte verwirrte Menschen einer dieser Kategorien zuzuordnen, da diese Menschen häufig zwischen den Stadien hin- und herwechseln.

Hinweis

Es ist vollkommen normal, dass alte Menschen tagesformabhängig die Phasen wechseln, oder sich zwischen zwei Phasen befinden. Betrachten Sie die Phasen als Orientierung. Und bitte beachten Sie, dass die Bezeichnungen der Stadien aus dem letzten Jahrhundert stammen. Da benannten wir vieles anders.

40. Tipp: Machen Sie sich Stadium 1 bewusst: Mangelhafte/unglückliche Orientierung

Personen in diesem Stadium halten an den gesellschaftlich vorgeschriebenen Rollen fest, mit einer Ausnahme: Sie haben das Bedürfnis, alte Konflikte in verkleideter Form zu äußern, indem sie Personen der Gegenwart als »Symbole« für Personen der Vergangenheit verwenden (siehe auch Tipp Nr. 3).

Gefühle werden geleugnet, sehr wichtig sind Sprache, Verstand und rationales Denken. Mangelhaft/unglücklich orientierte Personen schätzen ein klares Urteil und Kontrolle. Berührungen und Blickkontakt weisen sie oft zurück. Sie kennen die Uhrzeit, denken Dinge zu Ende, stellen Dinge an ihren Platz und halten Ordnung. Wenn man sie bei einer Gedächtnislücke o. ä., bei einer Geschichte oder beim Verwechseln von Personen ertappt, sind sie beschämt. Sie fühlen sich oft alt und überflüssig und fassen dies als Strafe für früheres Verhalten auf.

Sie fühlen sich verbittert, ungeliebt und allein. Jetzt, im hohen Alter, fühlen sie sich bestohlen, in der Kindheit fühlten sie sich von den Geschwistern, den Eltern, ihrer Würde beraubt. Um sich zu rechtfertigen oder um ihre starken Emotionen zu leugnen, beschuldigen sie die anderen und projizieren ihre tief liegenden Ängste auf andere, um ihr inneres Gleichgewicht aufrechtzuerhalten. Sie müssen sich selbst verteidigen, sie brauchen ihre Verhüllungen, ihr »Schutzschild«, ihre Würde. Nur so können sie ihre Gefühle ausdrücken, ohne sich dem grellen Licht der Realität auszusetzen. Sie brauchen eine vertrauensvolle Beziehung zu einer fürsorglichen, respektvollen Autorität, die ihnen widerspricht, die sie versteht und nicht beurteilt.

Körperliche Merkmale

Naomi Feil beschreibt Menschen in diesem Stadium so: Die Augen sind klar und fokussiert. Die Muskeln sind gespannt. Das Kinn ist nach vorn geschoben. Die Menschen sitzen oder stehen mit gefalteten Armen. Die Bewegungen ihres Körpers sind zielgerichtet. Ihre Stimmen sind schrill, jammernd oder rau. Ihr Kurzzeitgedächtnis ist größtenteils in Ordnung, obwohl es manchmal aussetzt. Sie können noch lesen und schreiben. Ihre kognitiven Fähigkeiten sind erhalten, sie erkennen z. B. auch die Uhrzeit. Sie leiden manchmal unter Inkontinenz.

Ich würde diese Menschen als extrem angespannt, als hektisch, fast schon aggressiv bezeichnen. Dynamisch vor allem, wenn sie in Rage sind. Es sind quasi Menschen, die wir auf 100 Meter Abstand sofort erkennen: Sie haben eine hohe Spannung im gesamten Körper.

Psychische Merkmale

Sie haben in ihrer langen Krankengeschichte keinen Hinweis auf eine geistige Krankheit und führten für gewöhnlich ein relativ produktives Leben. Sie haben bestimmte Lebensaufgaben nicht lösen können, und sind nun im letzten Abschnitt des Lebens, der Aufarbeitungsphase. Sie müssen bestimmte Gefühle (und deren Geschichten), die sie bislang unterdrückten, herauslassen, be- und verarbeiten. Sie wollen und können der unangenehmen Gegenwart nicht die Stirn bieten und leugnen daher auch ihre Verluste.

Sie vermeiden Intimität (und Nähe) und wollen auch nicht berührt werden. Sie klammern sich an das Hier und Jetzt. Sie haben Angst, die Kontrolle über ihre Körperfunktionen und über ihre geistigen Funktionen zu verlieren. Sie fürchten sich vor Veränderungen und passen sich nur schwer einer neuen Umgebung an. Sie wollen ein gewohntes Verhalten nicht ändern und reagieren daher auch nicht auf Verhaltenstraining. Das ist verständlich, denn es gibt ihnen Sicherheit, Vertrauen und Orientierung. Sie halten an vertrauten Methoden, Ritualen, Abläufen und Prinzipien fest. Sie versuchen, weiterhin Kontrolle auszuüben und leugnen, dass sie sie verloren haben. Sie widersetzen sich Veränderungen. Konfrontationen erschrecken sie. Sie wollen nicht analysiert werden. Sie wollen keine Einsicht in ihr Inneres.

Sie suchen die Zustimmung der Pflegenden. Sie empfinden Erleichterung durch Validation. Sie möchten nicht, dass jemand ihre Schwächen sieht. Dies ist insbesondere in Familien eine spezielle Herausforderung.

41. Tipp: Machen Sie sich Stadium 2 bewusst: Zeitverwirrtheit

Das zunehmende Schwinden des Seh-, Hör- und Bewegungsvermögens, des Tast-, Geschmackssinns sowie der kognitiven Fähigkeiten erleichtern den Rückzug. Zeitverwirrte Menschen können die Verluste nicht mehr leugnen, sich nicht mehr an die Realität klammern; sie versuchen nicht mehr, sich an eine chronologische Ordnung zu halten und ziehen sich zurück. Sie verlieren die Gegenwart aus den Augen und spüren ihrer Lebenszeit nach. Auch dies ist nicht so plakativ, wie es hier steht. Vielleicht kennen Sie das auch schon? Ich denke, dass ich nicht immer richtig alles höre. Also lasse ich auch das eine oder andere an mir vorüber ziehen.

Evtl. Gehirnschäden beeinträchtigen die Kontrollzentren; zeitverwirrte Menschen verlieren dic Sclbstkontrolle, das Kommunikationsvermögen, die Fähigkeit zu sozialem Verhalten; sie halten sich nicht mehr an Bekleidungsregeln oder soziale Konventionen. Es fehlt ihnen an Anregung durch andere, weil sie oft ignoriert werden oder isoliert sind.

Zeitverwirrte Menschen kehren zu grundlegenden, universellen Gefühlen zurück: Liebe, Hass, Trauer, Angst vor Trennung, Streben nach Identität. Bitte bedenken Sie auch, dass diese Beschreibung von Naomi Feil aus einer Zeit des »Verwahrens« stammt. Auch ich kenne noch 4-Bettzimmer, vier Frauen, gebisslos, mit vier Stecklaken auf vier Toilettenstühlen fixiert. Bett- und Abführtage etc. Oftmals eine reizlose, arme Umgebung, die Menschen dazu bringt, sich zu verkümmern, innerlich.

Körperliche Merkmale

Die Muskeln sind gelockert, die Bewegungen langsam und graziös. Sie wandern oft ziellos umher. Ihre Augen sind klar, aber nicht auf irgendetwas gerichtet. Es hat den Anschein, als würden sie ins Leere schauen, obwohl es Zeichen des Erkennens gibt, wenn sie eine Pflegeperson direkt anschauen. Sie atmen langsam. Ihre Stimmen sind leise. Sie verwenden oft ihre Hände, um ihre Gefühle zu zeigen. Ihre Schultern sind oft vornüber gebeugt, was dazu führt, dass sie schlurfend gehen. Sie sind für gewöhnlich inkontinent.

Psychische Merkmale

Sie können das Personal und oft auch ihre Angehörigen nicht erkennen. Sie vergessen Namen und verwechseln Personen der Gegenwart mit Personen der Vergangenheit. Sie haben ein sehr schlechtes Kurzzeitgedächtnis, aber sie erinnern sich lebhaft an Dinge, die sehr weit zurückliegen.

Sie ziehen sich aus der Wirklichkeit zurück, um der Langeweile und dem ereignislosen Alltag zu entgehen. Sie durchleben bekannte Szenen aus der Vergangenheit, die sie mit allen Kräften zu lösen versuchen. Sie ersetzen Personen durch Dinge. Sie sind nicht in der Lage, Dinge einer Kategorie oder einer Klasse zuzuordnen.

Sie können manchmal noch lesen, aber sie haben vergessen, wie man schreibt. Ihre Aufmerksamkeit lässt nach sehr kurzer Zeit nach. Sie erinnern sich an bekannte Lieder, Gebete, Reime etc., aber sie können nicht mehr in der richtigen Tonlage singen.

Sie können keine Spiele mehr spielen, die Regeln haben, z. B. Bingo. Sie sind nicht mehr fähig, ihre Gefühle zu kontrollieren. Sie sprechen sehr frei über ihr Bedürfnis nach Liebe und anderen Gefühlen. Sie sehen keinen Grund, den Wünschen der Pflegepersonen nachzukommen und missachten Regeln. Sie reagieren auf Augenkontakt, Berührung und Intimität/große Nähe.

Sie besitzen immer noch eine Art intuitive Weisheit. Sie erkennen ehrlich gemeinte Sorge. Sie haben zu den Betreuern, die mit ihnen streiten oder ihnen nur scheinbar zustimmen, kein Vertrauen. Sie sind oft sehr zauberhaft. Sicher sind sie »innen drin« oft hilflos und verloren, deshalb reagieren sie so positiv auf Zuwendung, auf Humor und Erinnerungen aus den »guten, alten Zeiten«

42. Tipp: Machen Sie sich Stadium 3 bewusst: Sich wiederholende Bewegungen

Menschen, die im 2. Stadium ihre Gefühle nicht verarbeiten können, indem sie diese jemanden mitteilen, der sie validiert, ziehen sich häufig in Bewegungen und Klänge zurück, um unbewältigte Konflikte der Vergangenheit zu lösen. Und vielleicht müssen sie auch nicht immer ihre Vergangenheit bewältigen, wie Feil sagt, sondern sie ziehen sich einfach mehr und mehr zurück. Vielleicht schauen sie auch mit einem inneren Auge in die Zukunft, um sich auf den nächsten Schritt vorzubereiten.

Jeder Mensch ist geprägt von den Vorstellungen, die seine Eltern von schlechtem Benehmen hatte. Meist richten wir uns in unserem Erwachsenleben lange danach. »Das macht man nicht« –, »Das gehört sich nicht!« begleiten uns noch lange. Es sei denn, wir setzen uns irgendwann darüber hinweg. In hohem Alter ist ein Mensch weise genug, diese Gefühle auszudrücken und auch um noch weiteres zu klären und zu lösen.

Scham, Schuldgefühle, sexuelle Wünsche oder Wut waren ein Leben lang unterdrückt, versteckt, streng unter Kontrolle. Jahrzehnte später, im hohen Alter, kommen sie ans Tageslicht. Lebenslang eingesperrte Gefühle brechen nun heraus. Im 3. Stadium kann auch die Sprache unverständlich werden; sie dient dem sinnlichen Vergnügen, das durch Zunge, Zähne und Lippen erzeugte Klänge bereiten. Manche Menschen transportieren sich mit Körperbewegungen in die Vergangenheit. Im hohen Alter »verrichten« sie die gleiche Arbeit, die sie ihr ganzes Leben lang getan haben, jetzt tun sie es, um die freudlose Gegenwart zu ertragen. Das Bewusstsein der schmerzlichen Realität bewirkt (vermutlich) einen weiteren Rückzug in die Vergangenheit.

Körperliche Merkmale

Die Menschen bewegen sich rhythmisch hin und her oder tanzen, singen, können aber keine Sätze bilden. Sie bilden summende, schnalzende oder stöhnende Geräusche. Die Muskeln sind entspannt. Die Menschen bewegen sich graziös, sind sich ihrer Bewegungen aber nicht bewusst. Die Augen sind häufig geschlossen oder der Blick ist nicht zielgerichtet. Sie weinen häufig. Ihre Finger und Hände trommeln, schlagen, knöpfen Jacken u.ä. unaufhörlich auf und zu. Sie gehen auf und ab, wiederholen einen Klang und/oder eine Bewegung immer wieder. Ihre Atmung ist gleichmäßig, rhythmisch und ruhig. Ihre Stimme ist tief und melodisch. Es gibt Augenblicke außergewöhnlicher Stärke, wenn sie das Bedürfnis nach Liebe äußern oder wütend sind. Sie sind mit beiden Händen gleich geschickt, wenn sie sich von Zwängen befreien. Sie können aber weder schreiben noch lesen. Sie können Kinderlieder vom Anfang bis zum Ende singen. Sie sind fast immer inkontinent.

Psychische Merkmale

Mangels Praxis schwindet das Bedürfnis zu sprechen. Permanente Bewegungen halten die Person am Leben, schaffen Vergnügen, kontrollieren die Angst, mildern Langeweile und sichern Existenz; Denkvermögen und der Wunsch danach sind verschwunden. Sich wiederholende Klänge stimulieren, beruhigen und helfen, Gefühle und Eindrücke zu verarbeiten. Wenn diese Menschen motiviert werden, können gefestigte soziale Rollen wiederhergestellt werden. Es kommt zu einem zunehmenden Verlust des Selbstbewusstseins und Körperbewusstseins im Raum.

Werden die Menschen nicht motiviert, nicht angeregt, verschließen sie sich vor äußeren Stimuli. Sie haben aber durchaus Energie zum Tanzen und Singen, weniger dagegen zum Denken und Sprechen. Ihre Konzentrationsspanne ist kurz und sie können sich nicht auf mehr als ein Ding oder eine Person gleichzeitig konzentrieren. Sie antworten nicht, außer bei Stimulation durch Körpernähe, fürsorglicher Berührung, Stimme und Blickkontakt.

Sie ziehen sich in Isolation und Eigenstimulanz zurück. Sie besitzen die Fähigkeit, ungelöste Konflikte durch Bewegungen zu klären und erinnern sich an frühere Erfahrungen. Es ist möglich, Sprache und rationales Denken in beschränktem Maße wiederherstellen. Eine Kommunikation mit anderen ist aber nur in einer liebevollen, validierenden und ehrlichen Beziehung möglich. Sie können nicht nach den Regeln spielen, sind ungeduldig, verlangen sofortige Befriedung ihrer Bedürfnisse. Kein Wunder, wie ich finde.

43. Tipp: Machen Sie sich Stadium 4 bewusst: Vegetieren

In diesem Stadium verschließt sich der alte Mensch fast völlig vor der Außenwelt und gibt das Streben, sein Leben zu verändern, auf. Der eigene Antrieb ist minimal; gerade ausreichend, um zu überleben. Sicherlich ist der

Begriff »Vegetieren« aus heutiger Sicht nicht mehr ganz akzeptabel. Wir dürfen jedoch nicht vergessen, dass er schon vor einigen Jahrzehnten geprägt wurde. Ich nenne es so etwas wie einen starken Rückzug, ein Ausharren. Dennoch glaube ich mehr und mehr, dass diese Menschen trotz ihres ausgeprägten Rückzugs innerlich noch vieles an Bildern und Eindrücken verarbeiten.

Körperliche Merkmale

Die Augen sind meist geschlossen, der Blick ist leer und ungerichtet. Die Muskeln sind schlaff, sodass diese Menschen im Sessel sitzen oder in embryonaler Haltung im Bett liegen. Sie haben kein oder wenig Körperbewusstsein und bewegen sich kaum merklich.

Psychische Merkmale

Sie erkennen keinen nahen Angehörigen, zeigen kaum Gefühle und initiieren keinerlei Aktivitäten.

4 DIE METHODIK DER VALIDATION

Die Validation nach Feil teilt sich in verschiedene Unteraspekte auf, denn nicht jede Interaktion zwischen Klient und Pflegekraft ist eine Validation nach Feil. Sie ist häufig lediglich eine Form davon, wie z. B.:

- die validierende Grundhaltung,
- das validierende Gespräch und
- die klassische Validation nach Feil mit ihren Techniken.

Auch die klassische Validation nach Feil entwickelt sich beständig weiter. Einmal durch die Pflegekultur selber, die neue Aspekte einbezieht und entwickelt. Aber auch durch jeden, der Validation anwendet, wird sie zu seiner und zu ihrer Angelegenheit.

44. Tipp: Nutzen Sie die validierende Grundhaltung

Die validierende Grundhaltung zeigt Ihre Haltung als Pflegekraft an. Sie akzeptieren grundsätzlich die Erlebenswelt des Klienten und diskutieren nicht auf der logischen oder sachlichen Ebene mit ihnen.

Es ist eine Grundhaltung, die in jeden Kontakt zu Klienten einfließt. Im Laufe Ihrer Berufsjahre entwickeln Sie vor allem zwei bestimmte Haltungen:

1. Ihre Haltung als Pflegekraft sich selbst gegenüber.
2. Ihre Haltung als Pflegekraft den Klienten gegenüber.

Wenn Sie eine validierende Grundhaltung einnehmen, kommen Sie oft – auch mit orientierten Menschen – gut aus. Mitmenschen gegenüber Empathie zu zeigen, ihren Aussagen und Empfindungen Glauben, Respekt und Anerkennung zu schenken, ist wertvoll. Es bedeutet aber nicht, dass Sie zu allem Ja sagen, sondern dass Sie deutlich machen, dass man Ihnen vertrauen kann. Das ist einer der ersten und wichtigsten Schritt in der Pflege von Menschen mit Demenz.

45. Tipp: Finden Sie heraus, was Sie über sich selbst denken

- Welches Verständnis von Pflege und Professionalität haben Sie?
- Ist Ihnen bewusst, mit welcher inneren Haltung Sie pflegen?
- Sind Ihnen Ihre Übertragungen bewusst, die Sie – meist – unbewusst auf die Klienten und Kollegen übertragen?
- Sind Ihnen Ihre »blinden Flecken und Schattenseiten« bewusst?
- Inwieweit sind Sie offen für andere Menschen?

Diese Fragen können Sie sich immer wieder stellen, vor allem dann, wenn nicht alles »rund« läuft. Ihre Haltung sorgt auch für die Wirkung, die Sie haben. Aus der Pädagogik ist bspw. bekannt, dass Kinder sehr gern bei einem Lehrer lernen (sogar unabhängig vom Fach), den sie mögen, schätzen, der sie überzeugt. Das gilt nach meinem Verständnis auch für die Pflege. Eine Pflegemaßnahme, die vielleicht sogar unbeliebt ist, wird von einer Bewohnerin lieber angenommen, wenn sie der Pflegekraft vertraut, wenn sie weiß, woran sie ist.

Je klarer und selbstreflektierter Sie sind, desto wirkungsvoller können Sie agieren und validieren. Das gilt vor allem, wenn Sie sich in Situationen befinden, in denen Sie sich ärgern. Paola Molinari[45] stellte in einer Coaching-Situation folgendes Ärger-Modell vor:

Warum ärgern wir uns?

Weil jemand etwas hat oder tut, was wir auch gern hätten oder möchten (Neid auf Fähigkeiten oder Materielles, auf Möglichkeiten, wie z. B. eine bestimmte Stelle, eine Fortbildungsmöglichkeit, aber auch das neue Auto, das Haus, die wohlerzogenen Kinder, die intakte Ehe oder das Verhalten, jemand ist liebevoller, geduldiger als wir.)

Weil jemand etwas zeigt, was wir selbst auch an Verhalten oder Eigenschaft haben, die wir aber unbewusst oder bewusst bei uns ablehnen. Ganz klassische Situation: Wir ärgern uns über jemanden, der etwas ähnlich macht wie wir und wir finden es beim anderen unangemessen etc.

Weil uns das Verhalten an etwas oder jemanden erinnert, was uns schon einmal Schmerzen bereitet oder verletzt hat und wir diesen Schmerz schon

[45] Paola Molinari ist eine italienisch-stämmige NLP-Trainerin. Mehr erfahren Sie hier: http://www.campo-molinari.de/campo-molinari/paola-molinari

lange verdrängen. Nun wird die Erinnerung durch das Verhalten des Gegenübers angeregt, also ärgern wir uns, weil der andere ja unsere bisher aufwändig vermiedenen Schmerzen wachruft.

Hinweis

Betrachten Sie Situationen, die Sie bei Klienten »aufregen« oder aus dem Lot bringen, unter diesem Aspekt. Sie ersparen sich und den Klienten eine Menge Ärger und Zusatzarbeit. Zudem handelt es sich hierbei um ein einfaches, aber wirkungsvolles Selbstmanagementtool.

46. Tipp: Seien Sie kein Besserwisser

Was glauben Sie: Welche Rolle spielen Sie für den alten Menschen? Meist sind wir als Pflegekräfte in Pflegebeziehungen die Bestimmenden; wir wissen, wo es lang geht und was zu tun ist. Wir meinen vielfach zu wissen, was für die Klienten gut ist. Diese sollen sich waschen, mehr trinken, zur Toilette gehen, nicht so verwirrt sein etc. Wir leiten an, beraten und empfehlen bestimmte pflegerische Maßnahmen. Für fast alles haben wir eine passende Lösung.

Gerade in der Pflege von Menschen mit Demenz sollten wir diese Haltung gegenüber den Klienten aufgeben. Dort stehen »gestandene« Personen, erfolgreich alt gewordene Menschen vor uns, die meist genau wissen, was gut für sie ist.

Wir müssen uns nicht immer einmischen. Diesen Satz formuliere ich bewusst so schlicht. Ich sehe dahinter eine Erkenntnis, die uns von der Rolle der Pflegekraft zur Rolle der Begleiterin wechseln lässt. Wir begleiten die alten Menschen und ihre Prozesse während der »Aufarbeitung ihres Lebens« oder eben einfach beim Altern, beim Übergang. Fieber, Durchfall oder einem Flüssigkeitsdefizit können wir mit pflegerischen Maßnahmen begegnen. Seelische Schmerzen, die durch das Lösen alter und bisher unterdrückter Konflikte entstehen, können wir nicht nehmen. Das ist einerseits erschreckend, weil uns deutlich wird, dass unsere Macht an eine Grenze gelangt. Andererseits setzen wir den alten Menschen in seiner Kompetenz wieder eine Stufe höher: Der alte Mensch wird wissen, was gut für ihn ist, schließlich ist er »damit« so alt geworden.

Uns kommt die Rolle einer seelisch klaren Begleitung zu. Wir können Schmerzen nicht nehmen, aber wir können dabei sein, wenn sie jemand ausdrückt, ohne selber zu leiden. Das ist eine Facette unserer Professionalität. In der Validation geht es um echte Begegnung, nicht um oberflächlich daher gesagte Sätze. Die Betroffenen spüren sehr genau, wie wir selber uns fühlen und wie ehrlich und »echt« wir ihnen begegnen.

47. Tipp: Nutzen Sie das validierende Gespräch

Das validierende Gespräch ist geprägt durch eine Grundhaltung in der Gesprächsführung. Hierzu gehören Elemente wie Empathie und Rapport (siehe Tipp Nr. 22 und 23), die Kenntnis des bevorzugten sensorischen Systems (siehe Tipp Nr. 26 und 27) und verbale Techniken. Beim validierenden Gespräch zählt die Qualität, also Nähe, Begegnung, Kontakt und Entspannung, weitaus mehr als die Länge. Manchmal sind es nur gezielte ein, zwei Minuten, die jemanden tief berühren und für Wohlbefinden sorgen.

Dies ist ein wichtiger und hilfreicher Gedanke. Nach wie vor denken viele Pflegekräfte, dass sie zu wenig Zeit für die Klienten haben. Dies mag ja auch stimmen, aber die Qualität einer Begegnung liegt nicht in ihrer Länge, sondern in der Tiefe!

Auf der anderen Seite erzähle ich nicht wirklich etwas Neues, wenn ich vom validierenden Gespräch spreche. Viele Pflegekräfte machen dies automatisch, weil es ihrem Naturell entspricht.

48. Tipp: Seien Sie empathisch, aber leiden Sie nicht mit

Zu den Grundvoraussetzungen einer validierenden Interaktion oder Begegnung gehören Empathie wie auch tiefe Akzeptanz und Respekt für das Gegenüber. D.h. konkret: Sie fühlen sich in die Gefühlswelt des anderen ein, ohne dabei mitzuleiden. Dabei kann es Ihnen gelingen, die Gefühle des Klienten zu verstehen, sie zu erahnen. Je reifer Sie selber sind, umso größer ist der Schatz Ihrer Referenzerfahrungen, umso mehr haben Sie eine

Ahnung davon, was beim Klienten los ist, wie es ihm geht. Die Spiegelneuronen helfen Ihnen dabei.

In der Validation geht es darum, nach dem Erkennen oder Erahnen der Gefühle des Klienten eine ähnliche Spannung aufzubauen. Denken Sie nur daran, dass Sie sich z.B. mit einer guten Freundin unterhalten, die Ihnen von ihrem Kummer erzählt. Sie werden wohl kaum in lautes Lachen ausbrechen, sondern aufmerksam zuhören und eher traurig werden und so die Grundstimmung der Erzählung aufnehmen. Sie stellen sich stimmungsmäßig auf Ihre Freundin ein, ohne dass Sie selber Kummer haben. Wichtig ist: Erleben und zeigen Sie Mitgefühl, aber leiden Sie nicht mit. Seien Sie hier sehr achtsam, denn es ist eine gute Möglichkeit, die eigene Psychohygiene zu erweitern.

49. Tipp: Schaffen Sie eine vertrauensvolle Atmosphäre

Das Wort »Rapport« (siehe Tipp Nr. 22 und 23) beschreibt eine angenehme, vertrauensvolle, verständnisvolle Atmosphäre; einen besonders guten Kontakt zwischen zwei Menschen aufgrund von Gemeinsamkeiten.

Der Aufbau des Rapports ist ein bedeutender und notwendiger Grundstein für die Entwicklung einer guten Kommunikation und die Basis aller erfolgreich angewandten verbalen und nonverbalen validierenden Kommunikationstechniken. Der erfolgreiche Aufbau und die Qualität des Rapports hängen davon ab, wie gut Sie Veränderungen in der sensorischen Aktivität der Klienten beobachten und angemessen beantworten. Diese Beobachtungen und Ihre Reaktion müssen entsprechend trainiert werden.[46]

Achten Sie auch hier wieder auf sich selbst. Wenn Sie misstrauisch sind, tragen Sie dieses Gefühl in den Austausch mit dem Klienten. Haben Sie also Vertrauen in das, was Sie tun, was Sie sagen und vermitteln.

50. Tipp: Bestimmen Sie das bevorzugte sensorische System

Das bevorzugte sensorische System ist ein weiterer Baustein des validierenden Gesprächs (siehe auch Tipp Nr. 26 und 27). Um zu wissen, wie der

46 Vgl. Scharb 2005

Klient die Informationen und Reize aus der Umwelt verarbeitet, ist es sinnvoll, sein bevorzugtes sensorisches System zu kennen. Die fünf Sinnessysteme Sehen, Hören, Fühlen, Riechen und Schmecken sind Filter, durch die Menschen die Eindrücke der Umwelt erleben und sortieren.

Die innere Repräsentation der äußeren Welt, der eigenen Lebensgeschichte, der eigenen Werte und Normen ist bei jedem Menschen unterschiedlich und prägt die individuelle innere Wahrnehmung. Jedes Erlebnis kann innerlich in Bildern, Gefühlen, Geräuschen, Tönen, Formen, Farben etc. repräsentiert werden.

Wie diese Repräsentationen gestaltet sind, welche Sinneswahrnehmungen innerlich besonders stark oder schwach vertreten sind – dies ist von Person zu Person unterschiedlich. Hinweise dazu erhalten wir über die Wörter, die ein Mensch bevorzugt verwendet. Erkennen wir daraus das System, ist es uns ein Leichtes, darauf mit den eigenen Worten und Themen zu reagieren.

- Menschen, die bevorzugt **visuell** wahrnehmen, gebrauchen Wörter wie sehen, visualisieren, zielen, Einblick, verschwommen, hell, Einsicht, Perspektive, scheinen, reflektieren, Anschauung, Aspekt, abzielen, klar, blau, beobachten, Blick, starren, zeigen, vorstellen, bezeichnen, klarmachen, durchblicken, vorhersehen, Ausblick, Horizont, Bild, ausschauen, farbig, illustrieren, Aussicht, überwachen, offenbaren, verschwommen, dunkel.
  Sie sprechen davon, dass etwas »gut aussieht«, dass sie »Licht in die Angelegenheit bringen« wollen, dass etwas »sonnenklar« ist, dass sie auf etwas »zurückschauen«.
- Menschen, die bevorzugt **auditiv** sind, nutzen Wörter wie abstimmen, ankündigen, hören, sprechen, lärmen, Akzent, Rhythmus, laut, Ton, Geräusch, monoton, erwähnen, nachfragen, stimmen, bemerken, Musik, verstärken, rufen, schreien, klatschen, behaupten, bekannt machen, erklären, fragen, Gerücht, hörbar, klingen, kommentieren, verkünden, murmeln, Rede, rufen, schweigen, leise, Stichwort.
  Sie treffen Aussagen wie; »Auf der gleichen Wellenlänge«, »das klingt gut« und »Wort für Wort«.
- Menschen, die bevorzugt kinästhetisch sind, nutzen Wörter wie warm, weich, zusammenkommen, vergleichen, glatt, rau, scharf, schneiden, schwer, schlüpfrig, abschneiden, aktiv, anstrengen, kontrollieren, dicht, fest, packend, handhaben, glauben, gehen, gefallen, umgehen mit, drü-

cken, Angriff, schieben, Stress, greifbar, folgen, fühlbar, erfassen, empfinden.
Sie nutzen Ausdrücke wie: »Das fühlt sich gut an« – »Das liegt auf der Hand«.

- Eine Auswahl der Wörter der Menschen, die bevorzugt olfaktorisch, gustatorisch: schmecken, sauer, riechen, Geschmack, würzig, bitter, salzig, süß, duftend, frisch, verraucht, parfümiert, erfrischend, saftig, Würze, stechend, Geruch, verräuchert, riechen, fad, stinkig, scharf, aromatisch, appetitlich, geschmackvoll, köstlich, vollmundig, süßlich, ätzend, wittern, wohlschmeckend.
Sie nutzen Ausdrücke wie: »Das riecht gut«. »Den kann ich nicht riechen«. »Auf den Geschmack kommen«.[47]

Hinweis: Sensorisches System und Reaktionen

Im validierenden Gespräch bietet das Wissen um das bevorzugte sensorische System eine Fülle an Reaktionsmöglichkeiten für Sie als Pflegekraft:

- Verwendet der Klient »visuelle« Wörter, dann stellen Sie entsprechende Fragen: »Wie hat sie denn ausgesehen?« – »War sie groß?« – »Was hat sie denn angehabt?«
- Verwendet der Klient »auditive« Wörter, dann lauten Ihre Fragen: »Was war das für ein Geräusch?« – »Wie hat es sich angehört?«
- Verwendet der Klient »kinästhetische« Wörter, lauten Ihre Fragen: »Wie fühlt es sich an?« – »Was haben Sie da gespürt?«

Menschen, die in ihren Gesprächen auf derselben Ebene der Sinneswahrnehmung sind, verstehen sich gegenseitig gut. Andersherum: Menschen mit unterschiedlich bevorzugten sensorischen System haben oft das Gefühl, aneinander vorbeizureden. Sie nehmen Dinge anders wahr und verwenden ein scheinbar ganz anderes Vokabular.

---

47 Vgl. Sawitzki, E. (1995). NLP für den Alltag. Offenbach: GABAL

51. Tipp: Spiegeln Sie, was Sie sehen und hören

Im validierenden Gespräch kommt auch die Spiegeltechnik zum Tragen. Zum Gleichklang in der Sprache – also zum verbalen Gleichklang – kommt der Gleichklang in Körperhaltung, Mimik und Gestik, Atmung, im Tempo der Bewegungen und der Stimmqualität.[48] Spiegeln ist keineswegs ein schieres Nachäffen, sondern eine Form, einen Gleichklang herzustellen. Möglich ist dies – wie gesagt – mit der Sprache, der Tonalität, den Bewegungen, dem Rhythmus usw.

Dieses Spiegeln schafft Vertrauen und bildet eine Brücke zum Klienten: »Ah, da ist noch jemand, dem geht es ähnlich.« Dies betrifft speziell das Spiegeln, wenn dem Klienten weniger verbale Sprache zur Verfügung steht. Ebenfalls entsteht ein ganz besonderer Effekt, wenn Sie bestimmte, sich wiederholende Bewegungen wiederholen. Sie schwingen dann mit.

Bitte spiegeln Sie nur, wenn Sie sich wohl damit fühlen, es ist kein Klamauk, keine starre Methode.

52. Tipp: Nutzen Sie verbale Techniken

Eine weitere Grundlage im validierenden Gespräch sind verbale Techniken wie z. B. das Zusammenfassen und Wiederholen des Gesagten, das Nennen von Werten und Lebens-Leitsätzen, das Singen oder auch Beten. Dabei geht es um das Zusammenfassen von Inhalten, die der Klient gesagt hat, und um das, was hinter seiner Aussage steht sowie um das Wiederholen bestimmter Schlüsselwörter.

Beispiele:

- »Sie vermissen Ihre Mutter?«
- »Da fühlen Sie sich ganz unsicher, alles ist weg und Sie wissen nicht, wie es weitergeht?«
- »Jetzt ist alles weg und Sie fühlen sich betrogen!«

Eine weitere verbale Technik ist das Stellen von W-Fragen: Wer, Was, Wann, Wo, Wie, Womit. Fragen Sie aber niemals nach dem Warum, denn diese

[48] Vgl. Scharb 2005

Frage provoziert beim Klienten den Druck, eine Erklärung zu geben und das kann er meist nicht. Die Gefahr, dass er sich »vorgeführt« fühlt, ist sehr groß.

Im validierenden Gespräch gibt es noch ein wesentliches Element: Es geht darum, Lösungsmöglichkeiten aus der Vergangenheit zu suchen, um Gegenwärtiges zu bewältigen. Damit ist gemeint, dass Sie annehmen können, dass die Klienten in ihrer Vergangenheit schon vieles erlebt haben, dass sie für viele Probleme Lösungen gefunden haben – sonst wären sie nicht so alt geworden. Ihre Aufgabe ist es, sie wieder an diese Ressourcen zu erinnern, sodass sie für das Heute evtl. Lösungen finden können.

Ein Beispiel aus der Praxis:
Eine alte Frau im Speisesaal eines Altenheims lehnt ihr Essen mit den Worten ab: »Mein Essen ist vergiftet, Ihr wollt mich umbringen.« Sie reagiert nicht positiv auf Körperkontakt, wie z. B. in den Arm nehmen.

Was können Sie in solch einer Situation sagen? Eines ihrer Gefühle und Antriebe ist sicher Misstrauen und Angst. Sie können fragen: »Was genau ist denn passiert?« Diese Frage gibt der Klientin die Erlaubnis, das, was sie bedrückt zu äußern und sie zeigt ihr, dass Sie sich für sie und ihre Belange interessieren. Sie nehmen ihr Anliegen ernst!

Die Klientin könnte so antworten: »Das kann ich Dir sagen, der da vorne tut mir immer Gift ins Essen. Die wollen mich hier nicht. Er soll weg. Ich möchte nach Hause, da war es immer gut.«

Darauf können Sie entgegnen: »Was für ein fürchterliches Gefühl, dass man keinem mehr trauen kann. Hier ist es schlimm für Sie und Sie wollen weg.« (Hier steckt die Bestätigung, das Zusammenfassen drin: »Was ist denn das Schlimmste jetzt?« Sie versuchen, den Druck herausholen, das Ursprungsgefühl und die Stärke des Gefühls auslaufen lassen.)

Die alte Frau entgegnet vielleicht: »Die wollen mich vergiften, er ist böse. Das hat er schon früher so gemacht. Ja, es ist schon schlimm, das mir so etwas jetzt noch passiert. Die Welt ist schlecht geworden.« (Mit anderen Worten: Sie äußert ihr Verlassenheitsgefühl. Die Körpersprache wird jetzt vielleicht eher ruhig, mit wenig Augenkontakt und maßvollem Abstand.)

Ihre nächsten Fragen könnte lauten: »Wie war es früher, als sie selber gekocht haben?« oder: »Wie war es zuhause?« oder: »Wie sah es bei Ihnen in der Küche aus. Wie hat es dort gerochen, wenn Sie Ihr Lieblingsessen gekocht haben?«

Die alte Frau wird sich jetzt vermutlich erinnern: »Ach, da war alles gut, morgens war so eine schöne Sonne in der Küche, ich konnte immer den Lindenbaum im Hof sehen. Meist gab es das, was ich schnell besorgen und kochen konnte, mein Mann war doch unten im Kontor, ich hatte wenig Zeit, die Kinder kamen nach der Schule und ich wollte für sie da sein.«

Jetzt können Sie die Ressourcen wecken: »Was haben Sie gemacht, wenn es schwierig wurde, oder Sie Angst hatten?« Die alte Dame hat jetzt die Chance, ihre eigenen Möglichkeiten zu entdecken: »Ich habe immer auf mein Herz gehört. Meine innere Stimme hat mir gesagt, was ich tun soll und was richtig und gut ist. Manchmal habe ich auch laut geschimpft, dann guckten DIE vielleicht!«

Sie könnten die alte Dame jetzt auffordern: »Kommen Sie, wir gehen ein paar Schritte zusammen.« Mit der Bewegung hat sie die Chance, ihre Spannung abzuarbeiten. Sie stellen eine Gemeinsamkeit her, einen gemeinsamen Rhythmus, das Gehen. Vielleicht darf sich die alte Dame bei Ihnen einhaken, das gibt ihr Stärke und verbindet Sie beide.

Tabelle 2: Das validierende Gespräch

1.	**Ich muss von eigenen Blockaden frei sein**	Das heißt konkret: Mir sollte klar sein, was ich mit dem Thema der betroffenen Person zu tun habe, was genau mich davon angeht. Wenn ich selber mit dem Thema der betroffenen Person nicht klar bin, dann neige ich dazu, blockiert zu sein. Daraus folgt, dass ich auch einen Teil an reflektierender Selbsterfahrung für mich als Pflegekraft zu praktizieren habe, sodass ich klar auf andere zugehe und deren Leid begleiten kann, ohne selber zu leiden. Auf jeden Fall sollte mir bewusst sein, was genau mich evtl. blockieren könnte, oder wo ich ins Bewerten gerate, was die Betroffene spüren wird.
2.	**Präsent sein**	Präsent sein im Sinne von ganz da, ganz wach zu sein. Im Kontakt zu dem Menschen, den ich mit Validation begleiten möchte, muss ich wach sein und nicht zwischendurch an meine Alltagsorganisation, die Einkaufsliste oder das Gespräch mit meiner Vorgesetzten denken. Denn das ist für die andere Person zu spüren.

▶▶

3.	**Bewusstes Wahrnehmen von Aussagen und Verhaltensweisen des Gegenübers verbal/nonverbal**	»Was **genau** hat sie gesagt?« Was ist die wahre Botschaft ihrer Worte? Vielleicht geht es viel eher um die darunter liegende Schicht an Bedeutung. Welches Verhalten wird gezeigt? Dies ist gerade dann wichtig, wenn die Sprache in ihrer Klarheit nachlässt. Gesten, Blicken und Handlungen kommt dann eine große Bedeutung zu.
4.	**Erspüren, welches Gefühl hinter der Aussage steckt!**	Damit ist gemeint, dass wir genau darauf zu achten haben, was genau die betroffene Person gerade sagt. Was steckt hinter ihren Worten? Welches Gefühl, welcher Antrieb, welches Bedürfnis, welche Sehnsucht? Beispiel: »Der Mann unter meinem Bett« kann verschiedenes bedeuten: Sehnsucht, Angst, Sorge ...
5.	**In den Schuhen der Anderen gehen**	Diese bekannte indianische Weisheit hat Naomi Feil übernommen. Damit ist ursprünglich einmal gemeint: »Bevor Du jemanden kritisierst, gehe eine Zeit in seinen Schuhen oder lebe sein Leben.« Dann erst können wir den anderen Menschen verstehen, auch Dinge, die wir vielleicht vorher kritisieren wollten.
6.	**Rapport herstellen**	Das bedeutet: Vertrauen schaffen durch Gemeinsamkeiten. Wenn wir uns mögen, dann ähneln wir uns.
7.	**Zusammenfassen, Wiederholen, Schlüssel wörter, Fragen**	Wir fassen das Gesagte, das Gemeinte noch einmal zusammen, sprechen es aus und der Betroffene kann sich hören und verstanden fühlen: »Ah, da hat jemand gemerkt, was mit mir ist.« Dieses Prinzip eignet sich auch bei ganz normalen Gesprächen Ihres Alltags, beruflich und privat. Beim anderen »angekommen« zu sein, als die verstanden worden sein, die wir sind, ist ein wertvoller Garant für eine wertvolle Gesprächskultur.
8.	**Lösungsmöglichkeiten aus der Vergangenheit suchen/finden**	Wenn wir es durch Annahme, Fragen und Erinnern schaffen, den alten Menschen mit Ressourcen und Lösungsmöglichkeiten aus der Vergangenheit in Verbindung zu bringen, dann holt er sich selber seine eigene Hilfe. Die Hilfe aus seinem Leben.

53. Tipp: Folgen Sie einem roten Faden

Ich liebe rote Fäden, auch den Begriff des roten Fadens. Wenn ich einen inneren Plan, eine Struktur für meine Form der Validation, habe, kann ich in der Validation wissend vorangehen. Das bringt Power und Überzeugung. Mein roter Faden stammt aus meinem Ansatz der systemischen Validation. Es ist eine schlichte und einfache Variante der Validation nach Feil:

1. Zentrieren, Luft holen, Klarheit bekommen, eigene Gefühle klären, neutral werden.
2. Fragen, wiederholen, Essenz ansprechen.
3. Dabei das bevorzugte Sinnesorgan ansprechen/verwenden.
4. Nach dem Extrem fragen, mit der Absicht »Luft rauszulassen«, und dann:
5. Nach dem Gegenteil fragen, z. B. über das Erinnern.

Im Folgenden führe ich eine Auswahl an Validationsmethoden oder Techniken auf, die alle als individuelle Vorschläge zu verstehen sind. Jede von Ihnen wird ihre »Lieblingstechniken« haben, sich mit anderen wiederum gar nicht anfreunden können. Wesentlich ist bei allem, dass Sie authentisch sind.

54. Tipp: Zentrieren Sie sich

Früher war der Begriff »zentrieren« für mich sehr spektakulär. Jetzt in den Zeiten von Yoga, Meditation und anderen Formen des Achtsamkeitstrainings ist er normal, weil es mittlerweile bekannt ist, dass wir durch Meditation eine höhere mentale Leistungsfähigkeit haben.

Gerade im Trubel des pflegerischen Alltags sind kleine, aber sehr wirksame Sammlungsmomente Gold wert.

Das Zentrieren hat die Absicht, sich klar und offen zu verhalten, eigene Stimmungen aus der Situation heraus zu nehmen – soweit das eben geht. Es geht z. B. auch darum, sich bei Vorwürfen oder Übertragungen nicht angegriffen zu fühlen, denn Sie sind ja nicht persönlich gemeint. Mangelhaft orientierte Menschen können verletzend sein, sie verschrecken damit auch Freunde und Angehörige.

Um sich zu zentrieren, auf die eigene Mitte zu besinnen, ist es gut, sich auf den eigenen Atemrhythmus zu konzentrieren. Durch das Strömen des Atems kann es gelingen, möglichen Ärger oder Gefühle, Frust und ähnliches herauszulassen.

Hinweis

Beginnen Sie jede Validationssitzung mit dieser Übung oder Maßnahme. Ziel des Zentrierens ist es, sich innerlich zu sammeln, sich der eigenen Kraft, Wirkung und emotionalen Ausgangslage und Stimmung bewusst zu werden.

55. Tipp: Stellen Sie Fragen

Wenn wir fragen, bekommen wir Informationen, klären eine Situation, bringen Licht ins Dunkle. Und wir zeigen Interesse am anderen Menschen. »Verwenden Sie eindeutige, nicht wertende Wörter, um Vertrauen herzustellen: Menschen, die laut Feil gerade ihr Leben aufarbeiten, wollen ihre Gefühle nicht verstehen. Sie interessieren sich nicht dafür, warum sie sich so und nicht anders verhalten. Wenn man sie mit ihren Gefühlen (womöglich noch mit Empörung oder gehobenem Zeigefinger) konfrontiert, ziehen sie sich zurück.

Wenn Sie mit den alten, verwirrten und/oder desorientierten Menschen erfolgreich kommunizieren wollen, dürfen Sie sie nicht etwas fragen, was sie unter Druck setzt, ihre Empfindungen (z. B. Hilflosigkeit oder Scham) einzugestehen. Deshalb ist es nicht gut, nach dem »Warum« zu fragen, sondern Tatsachenfragen stellen: Wer, Was, Wo, Wann und Wie?«[49] Dadurch unterstützen wir die Person auch dabei, sich die Situation genau vorzustellen. Sie kann sich damit beschäftigen, sie nacherleben und Gefühlsdruck abbauen.

[49] Vgl. Messer 2009, S. 69

Beispiel: Fragen sind erlaubt

Eine alte Frau hat in der Nacht ins Bett eingenässt. Es ist evtl. der Beginn ihrer Inkontinenz. Sie schämt sich und möchte es sich nicht eingestehen. So ist es evtl. eine für den Moment einfachere Lösung, die »Schuld« dafür jemand anderem zu geben, z. B. der Zimmermitbewohnerin; dem Hausmeister, der sich nicht darum kümmert, dass das Dach undicht ist und es durch die Decke tropft. Wenn Sie dann auch noch fragen: »Frau XY, warum haben Sie das gemacht?«, stellen Sie die Person mitten in ihre Scham.
Viele Pflegekräfte scheuen sich davor, Fragen zu stellen, weil sie denken, dass es den Betroffenen dann noch schlechter geht, jedoch ist das Gegenteil meist das Fall.
Es darf endlich (in Begleitung einer liebevollen Person) das ausgedrückt werden, was raus will. Fragen Sie doch mal:
»Das ist aber ärgerlich! Was ist Ihnen denn passiert?«
»Wie unangenehm für Sie. Seit wann ist das denn so?«

Bitte vermeiden Sie ein Fragen, das in Richtung eines »Ausquetschens« geht. Manche Frage ist zu viel oder zu schnell gestellt. Achten Sie auf die Zeit, die zum Antworten bleibt; schauen Sie, ob Ihre Frage eine positive oder eher negative Reaktion beim Klienten hervorruft.

56. Tipp: Wiederholen Sie und fassen Sie zusammen

Für Menschen in der Aufarbeitungsphase und auch in anderen Situationen ist es oft ein Trost, die eigenen Worte noch einmal von anderen zu hören. Das gilt nicht nur für diese Menschen, vielen Menschen bereitet es ein gutes Gefühl, wenn sie hören, dass sie verstanden worden sind.

Wiederholen bedeutet, dass Sie den Sinn dessen, was der Klient gesagt hat, wiedergeben und dabei möglichst dieselben Schlüsselwörter verwenden. Gehen Sie dabei auch auf den Klang der Stimme und die Sprachmelodie ein.

Viele Pflegekräfte äußern in Übungssituationen, dass sie diesen Schritt in der Validation unangenehm finden. Sie befürchten, die unangenehmen Gefühle der Betroffenen noch zu verstärken. Dem ist m. E. nach nicht so.

Im Gegenteil, wenn Sie das Gehörte und Wahrgenommene in Worte fassen, entsteht Vertrauen und Verständnis.

Beispiel: Freundin in Not

Eine Freundin ruft Sie an, ihr Kind sei noch nicht von der Schule zurück. Sie ist voller Sorgen und fragt Sie, ob Sie ihr Kind nicht zufällig an der S-Bahn oder auf dem Schulhof gesehen haben?
Eine mögliche, für sie wohltuende Antwort wäre z. B.: »Du bist in Sorge, weil Deine Tochter noch nicht wieder da ist ...« So erhält die Freundin das Gefühl, dass Sie sie mit ihrer »Not« oder »Sorge« verstanden haben.

Bei älteren Menschen ist es oft die Sorge um die Mutter, die nicht mehr da ist. Sie können ähnlich antworten:

- »Sie sagen, dass Ihre Mutter weg ist und sind jetzt in Sorge, was wohl mit ihr passiert ist.«
- »Sie sagen, dass Sie nach Hause wollen, und haben bestimmt Sehnsucht nach Daheim.«

So signalisieren Sie, dass Sie genau verstanden haben, worum es geht. Sie geben Ihrem Gegenüber zu verstehen, dass seine Botschaft und/oder Information bei Ihnen angekommen ist.

Dieser Schritt in der Validation vertieft und/oder verlangsamt ein Gespräch. Insbesondere eher konfliktgeladene Gespräche profitieren davon. Letztendlich verhindern Sie so vorschnelles Trösten, das oft auch deshalb entsteht, weil sich Pflegekräfte hilflos fühlen.

57. Tipp: Fragen Sie nach Extremen

Eine sehr wirksame Methode in der Validation ist es, ein Extrem zu setzen. Damit kann wirklich alles ausgedrückt werden, was raus will. Eröffnet werden kann es durch eine Frage wie z. B.: »Wann war es besonders schlimm?«

Diese Technik wird folgendermaßen angewendet: Fordern Sie die Person auf, bei einer Beschwerde an die schlimmste Möglichkeit zu denken. Wenn die Person jetzt an den schlimmsten Fall denkt, drückt sie ihre Gefühle intensiver aus und empfindet dadurch Erleichterung. Das geht uns allen doch so.

Beispiel: Das verschwundene Portemonnaie

Eine alte Frau vermisst ihr rotes Portemonnaie. Sie fragt jeden, den sie trifft und schließlich trifft sie auf eine Pflegekraft und sagt: »Sie haben mein Portemonnaie geklaut. Sie gucken schon immer so, als wenn Sie mir was Böses wollen. Hier kann man keinem trauen.«
Die Pflegekraft antwortet, indem sie wiederholt: »Sie suchen Ihr schönes rotes Portemonnaie, und jetzt denken Sie, dass ich es geklaut habe. Wie sieht es denn aus? Wann haben Sie es zuletzt gesehen?«
»Ich weiß nicht, das ist mir auch alles zu viel, alles ist durcheinander«
»Sie finden sich nicht mehr zurecht und alles gerät aus den Fugen.«
»Ja, jetzt ist auch noch das ganze Geld weg.«
»War das schon mal, alles weg? Und Sie wussten nicht mehr, wie es weiter geht?«
»Ja, das war ...«

Die Sache mit dem Extrem ähnelt der Sache mit den Einwänden. In Trainings oder Coachings greife ich diese Situationen gern auf. Da frage ich dann nach

- der größten Sorge,
- der größten Angst
- oder dem größten Einwand.

Ist dieses erst einmal geklärt, können wir uns dem tieferen Austausch widmen. Es ist aber auf angenehme Weise »der Wind aus den Segeln« genommen.

Im Coaching z. B. arbeite ich ähnlich. Dann ist es die Frage nach dem worst case, nach der schlimmsten Möglichkeit. Sich damit zu beschäftigen reduziert Ängste.

58. Tipp: Fragen Sie nach dem Gegenteil

Sich das Gegenteil vorzustellen ist eine sehr effektvolle Validationstechnik. Sie wirkt aber erst dann, wenn der Druck weg ist. Dies geschieht u.a. am besten durch die vorhergehende Methode, das Extrem zu setzen. Das heißt konkret, sich an etwas Angenehmes zu erinnern, an einen ressourcenvollen Zustand.

Ein Beispiel

Eine alte Frau will zu ihrer Mutter, sie vermisst sie. Nachdem wir nach dem Extrem gefragt haben, wie bspw.: »Wann fehlte Ihnen Ihre Mutter denn sehr?«, kann sie sich an eine Situation erinnern, in der sie sich verlassen gefühlt hat. Solch eine Situation haben wir fast alle in der Vergangenheit erlebt. Sie ist uns allerdings nicht präsent, da wir sie über Jahre erfolgreich verdrängen.
Wenn die alte Frau die Situation, z.B. von Verlassenheit »durchlebt« hat, ist Platz für das Gegenteil:
Z.B.: »Wann war es besonders schön mit Ihrer Mutter? Wie war es? Wie sah Ihre Mutter aus? Was genau hat Ihre Mutter gemacht ...«
Diese Methode führt oft dazu, dass man sich an eine bereits bekannte Lösung für das Problem erinnert. Vorausgesetzt, der sehr alte Mensch vertraut Ihnen.

59. Tipp: Lassen Sie die Vergangenheit lebendig werden

Die Erforschung der Vergangenheit führt dazu, dass man bereits bekannte Methoden wieder zur Lösung eines Problems einsetzt. So kann auch ein verwirrter Mensch mit einem aktuellen Problem leichter umgehen.

Es kann für jemanden, der schon sehr alt ist, ziemlich schwierig sein, einen neuen Weg zur Lösung eines Problems zu finden. Eine validierende Pflegeperson kann einer Klientin dabei helfen, eine alte, bewährte Methode zu entdecken, wie sich aktueller Stress bekämpfen lässt.

Hinweis

Die beiden Techniken »Sich das Gegenteil vorstellen« und »die Vergangenheit lebendig werden lassen« werden gemeinsam eingesetzt. Denn in diesen Momenten richtet sich der innere Blick auf eine Fülle an Erinnerungen, dabei sind auch diejenigen an erlebte und gemeisterte Krisen hat.

60. Tipp: Halten Sie Augenkontakt

Sehr alte Menschen im Stadium der Zeitverwirrtheit und der Sich-wiederholenden-Bewegungen fühlen sich geliebt und sicher, wenn Sie ihnen durch engen Augenkontakt Anteilnahme vermitteln. Sogar ältere Leute, die nicht mehr so gut sehen, können den konzentrierten Blick einer validierenden Pflegekraft fühlen, die ihnen direkt in die Augen sieht.

Kennen Sie die Experimente zum Thema Augenkontakt?[50] Da setzen sich unbekannte Menschen zusammen und schauen sich minutenlang in die Augen. Die Wirkung ist frappierend, denn sie schafft einen bewegenden Glücksmoment, eine tiefe Verbundenheit.

Wir alle kennen dazu vor allem zwei Phänomene:

1. Wie wohltuend es sein kann, sich in den Augen des anderen zu verlieren oder zu finden, je nachdem.
2. Wir spüren es, wenn jemand hinter uns steht und uns anschaut, auch auf eine gewisse Distanz hin.

Manchmal reicht es vollkommen aus, einfach nur den Augenkontakt ohne viele Worte herzustellen. Das kostet sehr wenig Zeit, hängt jedoch auch von unserer individuellen Gabe »zu schauen« ab.

---

[50] »Der Rausch nach zehn Minuten direktem Augenkontakt«. In: Die Welt vom 19.08.2015. Im Internet: http://www.welt.de/wissenschaft/article145411239/Der-Rausch-nach-zehn-Minuten-direktem-Augenkontakt.html [Zugriff am 07.07.2016]

61. Tipp: Benutzen Sie eine mehrdeutige Sprache

Zeitverwirrte Menschen[51] und viele Menschen mit Demenz verwenden oft Wörter, die für andere keinen Sinn ergeben. Sie verständigen sich auch oft ohne Worte, und zwar auf verschiedene Arten, was das Verstehen sehr schwierig macht.

Es kann auch sein, dass sie im »Sing-Sang« sprechen, dass sie ihre eigenen Wörter geschaffen haben, um sich zu verständigen, oder um sich auszudrücken.

Wenn die alten Menschen auf diese Weise kommunizieren, ist es sinnvoll, bestimmte Fürwörter einzusetzen, die mehrere Lösungen zulassen. Wenn Sie diese Mehrdeutigkeit zulassen, können Sie oft mit zeitverwirrten Menschen kommunizieren, auch wenn Sie nicht verstehen, was sie sagen. Verwenden Sie Wörter wie »Er«, »Sie«, »Es«, »Etwas« oder »Jemand«, das lässt Spielraum offen, gibt aber vielleicht doch das Gefühl, verstanden worden zu sein.

Eine weitere Möglichkeit ist es, die Worte oder den Sing-Sang zu wiederholen und sich so einzuschwingen.

Beispiel: Die gleiche Sprache sprechen

Eine alte Frau geht neben mir her und wiederholt den Satz »Da kommt die neue Putti, die neue Mutti, die neue Putti ...«. Sie klammert sich an meine Hand. Wenn ich auch nur andeute, dass ich sie loslassen will, wird sie laut bis hin zum Schreien – sie möchte Kontakt zu mir.
Außer ihrem Verhalten weiß ich wenig von der Frau. Doch ich kann ihre Stimmung und ihre Gefühle wahrnehmen. Und damit signalisiert sie etwas aus ihrer Welt: Nähe, Angst, Kontaktsuche und irgendetwas mit »Mutti«. Es braucht nichts weiter, als mein beherztes Mitagieren, um die Situation anzunehmen. Das bedeutet: in Kontakt mit ihr sein, sie zu pacen, ein Stück zu spiegeln und mit ihr zu gehen. Ihr etwas zu sagen, z. B. den »Sing Sang« mitzumachen, so wie es ihr angenehm ist, oder etwas sehr Persönliches sagen, wie z. B.: »Da bist du! Ja, da bist du und ich bin hier ...«.

---

[51] Bezeichnung von Naomi Feil, Einteilung der Stadien

62. Tipp: Sprechen Sie sanft und liebevoll

Ungeduldiges oder unfreundliches Sprechen führt bei verwirrten, nicht immer orientierten Menschen oft dazu, dass sie zornig werden oder sich zurückziehen. Dies gilt aber m.E. nach für alle Menschen, die gerade in einer stressigen Situation sind. Hohe, sanfte Klänge sind wiederum für alte Menschen schwer zu hören.

Es ist daher wichtig, dass Sie mit einer klaren, sanften und liebevollen Stimme sprechen. Oft führt eine solche Stimme dazu, dass Erinnerungen an eine geliebte Person wieder wach werden und das hilft dabei, Stress abzubauen. Das sorgt auch dafür, sich geborgen und geliebt zu fühlen.

63. Tipp: Spiegeln Sie Bewegungen und Gefühle des alten Menschen

Viele alte verwirrte Menschen (im 2. oder 3. Stadium) teilen ihre Gefühle oft ohne jede Hemmung mit. Um mit ihnen in Verbindung zu treten, kann es gut und wichtig sein, ihre typischen körperlichen Merkmale zu kennen und auch die Art, wie sie sich bewegen. Der Zauber des Spiegelns liegt in seiner Absicht. Es geht nicht darum, jemanden »nachzuäffen« sondern »in seiner Sprache« zu sprechen, jedoch nur so weit, wie Sie sich damit wohl und authentisch fühlen.

Um ihre Körperhaltung genau nachahmen zu können, sollten Sie folgende Einzelheiten genau betrachten: Augen, Gesichtsmuskeln, Atmung, Veränderungen in der Hautfarbe, Kinn, Unterlippe, Hände, Bauch; wie die Person im Stuhl sitzt, wo sie die Füße hat sowie den allgemeinen Zustand der Muskeln. Wenn die Person, die validiert wird, auf und ab geht, gehen auch Sie auf und ab. Wenn die jeweilige Person heftig atmet, atmen auch Sie heftig.

Speziell diese Möglichkeit, den Atem, die Atemfrequenz zu übernehmen, ihn zu spiegeln, schafft eine Verbundenheit mit dem alten Menschen. Wenn es mit der richtigen Anteilnahme und Echtheit ausgeführt wird, kann das Spiegeln sehr viel dazu beitragen, Vertrauen aufzubauen. Es ermöglicht Ihnen erstens, die Gefühlswelt von zeitverwirrten Personen zu betreten, und zweitens, mit ihnen eine Beziehung, die ohne Worte auskommt, herzustellen.

In Trainings werde ich immer wieder auf den Aspekt der Angehörigen hingewiesen. Diese kommen in eine Einrichtung, möchten ihren noch orientierten Angehörigen besuchen, sehen dann aber Pflegekräfte, die scheinbar alte Menschen nachäffen, die sowieso schon komische Dinge tun und damit für Verunsicherung sorgen. Natürlich ist das eine echte Herausforderung und gerade bei der Technik des Spiegelns etwas sehr Ungewöhnliches.

Hinweis

Informieren Sie Angehörige etc. generell über das Thema Demenz, Validation und dazugehörende Konzepte: an Tagen der offen Tür, bei Angehörigen-Abenden, in Ihren Broschüren, auf Ihrer Facebookseite, in Gesprächen. Sie erklären, wofür das gut ist und laden somit zur Akzeptanz ein. Wer mehr weiß, kann mehr Verständnis empfinden und zeigen!

64. Tipp: Verhalten und Bedürfnis hängen eng zusammen

Setzen Sie das Verhalten des Menschen in Beziehung zu jenem menschlichen Grundbedürfnis, das nicht erfüllt wird. Die meisten Menschen haben das Bedürfnis, geliebt und umsorgt zu werden, tätig und nützlich zu sein und ihre tiefen Gefühle jemanden mitzuteilen, der mit Anteilnahme zuhört. Weitere Bedürfnisse sind Sicherheit, Anerkennung, auch bei der »Mutter« sein, zuhause – geborgen zu sein. Dass diese Bedürfnisse befriedigt werden wollen, kann sich sehr vielfältig zeigen.

Z. B. ein Auf- und Abgehen; die Suche nach Geld, Schlüssel, Papieren; nach Hause wollen; jemanden berühren; arbeiten zu gehen; unentwegt die Nähe zu anderen Personen suchen …

Feil sieht es so: Wenn sehr alte Menschen schlagen, auf- und abgehen, reiben oder klopfen, kann eine validierende Pflegeperson diese Arten von Verhalten einem der drei Grundbedürfnisse zuordnen:

1. sich sicher, geschützt, geliebt zu fühlen; nützlich zu sein;
2. spontane Gefühle ausdrücken können und gehört zu werden (Wiederaufnehmen von Bewegungen, die mit der Arbeit verbunden sind);
3. das Bedürfnis, eigene Gefühle auszudrücken.

Oft drücken wir unsere Bedürfnisse unklar aus. Wir sind es gewohnt, andere dafür verantwortlich zu machen, dass wir unsere Bedürfnisse nicht ausleben konnten/können: Die Lehrer sind schuld, die Pflegeversicherung ist schuld, mein Mann hat …, meine Frau hat …, die Zeit, … – so geht es immer weiter.

Wenn wir jemanden kritisieren und interpretieren, sind das häufig entfremdete Äußerungen unserer eigenen Bedürfnisse. »Sagt jemand: »Du verstehst mich nie«, dann teilt er uns in Wirklichkeit mit, dass sich sein Bedürfnis nach Verständnis nicht erfüllt.«[52]

Marshall Rosenberg, der die Gewaltfreie Kommunikation entwickelt hat, ist hier als Quelle insofern interessant, als er viele Jahre intensiv bei Carl Rogers gelernt hat und dessen Prinzipien intensiv umsetzt. Er sagt weiter: »Leider haben die meisten von uns nie gelernt, in Begriffen von Bedürfnissen zu denken. Wenn sich unsere Bedürfnisse nicht erfüllen, dann denken wir automatisch darüber nach, was andere Menschen falsch gemacht haben.«[53] Daraus lässt sich schließen, dass ein stets jammernder, alter, gerade nicht orientierter Mensch (es betrifft auch die orientierten) seine wahren Bedürfnisse einfach nicht ausdrücken kann. Unterstützen Sie, indem Sie das Bedürfnis herausfinden und Möglichkeiten der Erfüllung anbieten.

65. Tipp: Berühren Sie den anderen

Auch alte Menschen haben das Bedürfnis, die Gegenwart eines anderen Menschen zu spüren. Sie möchten nicht allein sein, sie suchen Geborgenheit und Körperkontakt. Hinter einer Berührung steckt die Annahme: »Da ist jemand, der mich so gern mag, dass er mich berührt.« Die meisten Berührungen, die alte Menschen erfahren, sind routinemäßig, weil pflegerelevant. Eine echte Berührung dagegen geschieht selten, viel zu selten. Zumindest habe ich das oft so beobachtet.

Feil nimmt an, dass die alten Menschen, die in Phasen von Desorientiertheit leben, nicht mehr zwischen Personen, die sie ihr Leben lang gekannt

---

52 Rosenberg, M. B. (2010). Gewaltfreie Kommunikation. 9. Aufl. Paderborn: Junfermann, S. 73

53 Ebd.

haben und solchen, die sie noch nie zuvor gesehen haben, unterscheiden. Dem stimme ich größtenteils zu.

Um mit ihnen zu kommunizieren und um sie zu erreichen, müssen wir in ihre Welt eintreten und sie so berühren, wie sie von einer geliebten – oder vertrauten – Person berührt worden sind: Dazu schlägt Feil einige klassische Berührungen vor, wobei natürlich der Schwerpunkt auf individuell erfahrenen und erlebten Berührungen liegt.

- **Leichte, kreisförmige Bewegungen mit der Handfläche auf der oberen Wange** stimulieren das »Von-einer-Mutter-umhegt-Sein«. Ein Gefühl oder eine Geste, die viele von uns nutzen, wenn wir unsere eigenen Kinder berühren. Diese Berührung wird dann eingesetzt, wenn die Klienten intensiv mit ihrer Mutter beschäftigt sind, wenn sie sich nach dieser sehnen und wir in der Validation mit ihnen schon in der Stufe des Erinnerns sind. Es ist eine sehr intime und – wenn sie richtig gesetzt ist – wirksame Geste.
- **Mit den Fingerspitzen leicht kreisen** und dabei sanft auf den Hinterkopf drücken; dies stimuliert die Gefühle des »Vom-Vater-umhegt-Seins«. Eine klassische Geste, der Vater berührt häufig den Hinterkopf oder auch die Schultern seiner Kinder. Insbesondere dann, wenn er wenig mit der »Versorgung und Pflege« der Kinder zu tun hat. Diese Geste und Berührung kommt dann zum Einsatz, wenn das Thema Vater und die Suche nach der väterlichen Nähe in der Validation oder im Erleben der Klienten da ist. Die Geste kann allerdings – vorschnell eingesetzt – für Angst sorgen, wenn die Beziehung zum Vater nicht immer leicht, frei und sicher war.
- **Entlang der Wange mit der Handfläche streichen**, mit dem kleinen Finger unter dem Ohrläppchen, mit beiden Händen eine sanfte Streichbewegung den Kiefer entlang; dies stimuliert Gefühle des »Ehepartners/Geliebten«, eine sexuelle Beziehung. Diese Geste ist selbstverständlich eine sehr intime Geste, die dann zum Einsatz kommt, wenn Partner vermisst werden. Aber auch hier gilt: Erst wenn die Klienten in der »angenehmen« Phase des Erinnerns sind.
- **Kleine kreisförmige Bewegungen mit gekrümmten Fingern auf dem Nacken**, mit beiden Händen, stimulieren Gefühle des »Vater- oder Mutter-Sein«, das Berühren eines Kindes.
- **Mit beiden Händen die Schultern** und den oberen Teil des Rückens reiben; dies stimuliert das Gefühl, »ein Bruder/Schwester oder guter Freund

zu sein«. Diese Geste ist in unserem Kulturkreis weit verbreitet, wir kennen sie alle. In ihr liegt eine hohe Akzeptanz und sie vermittelt eine »leicht tolerierbare Form« von Geborgenheit.

- **Die Waden leicht mit den Fingerspitzen berühren** simuliert die Berührung durch ein (Haus)-tier. Diese Geste kommt bei alten Menschen zum Einsatz, die z. B. in der Landwirtschaft tätig waren und sich in ihrer Erinnerung gerade dort befinden. Sicherlich kennen Katzen- und Hundebesitzer dieses Gefühl, wenn einem ein Tier um die Beine streicht.

Hinweis

Bitte achten Sie darauf

- dass manche Menschen nicht immer berührt werden möchten;
- die klassischen, oft genug ausgeführten Pflegeberührungen wegzulassen:
  - routinemäßig über die Wange streicheln,
  - über den Kopf streicheln,
  - die Hand auf die Schulter legen.

Manchmal werden Berührungen so floskelhaft durchgeführt, dass es einem kalt über den Rücken läuft, wenn man dabei zusieht.

Ich plädiere dafür, generell die Berührungen eines anderen Menschen (ich spreche hier von Pflegesituationen) bewusst auszuführen und sie hinsichtlich ihrer Wirkung zu beobachten. Ein Blick in die Biografie des Betreffenden kann ebenfalls für Erkenntnisse sorgen, passende, wohltuende Berührungen zu finden.

66. Tipp: Setzen Sie Musik und Lieder ein

Wenn die Wörter verschwinden, kehren bekannte, früh gelernte Melodien wieder zurück. Ein Phänomen, das jeder kennenlernt, der in der Altenpflege zu arbeiten beginnt. Eine kleine, bekannte Melodie, »gesummt« oder »gepfiffen«, lädt sofort einige alte Menschen zum Mitsummen oder Singen ein.

Lieder von früher sind uns vertraut, schaffen Erinnerungen an die Zeit, als wir sie gesungen (oder sie gehört) haben. Gleichzeitig bringt Singen uns auch in eine Schwingung mit anderen, die Stimmen und auch die Texte tragen uns. Es geht in der Validation nicht darum, »toll« zu singen, im Vordergrund steht die Nähe und das gemeinsame »stimmig sein«. In vielen Situationen reicht es vollkommen, miteinander zu summen oder zu singen.

Menschen im 3. Stadium sprechen oft ein paar Worte, nachdem sie ein bekanntes Lied gesungen haben. Musik gibt Menschen im 2. und 3. Stadium Energie und Kraft. Wie Lieder kleine Wunder bewirken können, können Sie gut im Internet sehen.[54] Naomi Feil validiert dort eine alte Frau, die während des Singens die Augen öffnet und aktiver wird.

67. Tipp: Techniken für Stadium 1: Mangelhafte/unglückliche Orientierung

Naomi Feil gibt mit der folgenden Zusammenstellung einen roten Faden für die Validationstechniken, die den einzelnen Stadien entsprechen. Dies ist selbstverständlich als Richtschnur und nicht als »Muss« anzusehen. Mir ist es zudem wichtig, hier die Originalhaltung von Naomi Feil so weit wie möglich zu halten.

- **Zentrieren:** Die eigene Mitte finden, die validierende Person gesteht sich eine evtl. Kränkung ein, stellt sie zurück und stimmt sich auf die Welt der Betroffenen ein, wechselt sozusagen das Paar Schuhe.
- **Verwenden Sie Fragen:** »Wer, was, wo, wann, wie«. Erforschen Sie die Fakten: »Was ist passiert, wie sieht es aus, wie hört es sich an, was sagt er/sie …?«
- **Formulieren Sie um.** Wiederholen Sie das Gesagte mit den Schlüsselwörtern, die die Klientin gesagt hat, fassen Sie Inhalte zusammen.
- **Verwenden Sie dabei den bevorzugten Sinneskanal:** Stimulieren Sie die persönliche Wahrnehmung der Klientin und machen Sie sich zugleich auch eine Vorstellung davon, wie sie wahrnimmt (also: sieht, hört, fühlt, schmeckt und oder riecht).
- **Verwenden Sie Polaritäten**, fragen Sie nach dem Extrem, der schlimmsten Situation.

54 www.youtube.com: http://www.youtube.com/watch?v=CrZXz10FcVM [Zugriff am 08.07.2016]

- **Ermuntern Sie, sich das Gegenteil vorzustellen**, sich an etwas Warmes und Angenehmes zu erinnern. Regen Sie selber durch Worte oder Fragen dazu an.

68. Tipp: Techniken für Stadium 2: Zeitverwirrtheit

- Zentrieren Sie sich.
- Fragen Sie nach: »Wer, was, wo, wann, wie?«
- Formulieren Sie um und verwenden Sie dabei den bevorzugten Sinneskanal.
- Verwenden Sie Polaritäten, fragen Sie nach dem Extrem.
- Halten Sie Blickkontakt und sprechen Sie sanft und liebevoll. Dabei ist es wichtig, wirklich berühren zu wollen.
- Beobachten Sie die Gefühle und Antriebe der Klienten, die Gefühle kommen meist klar heraus, für uns »noch Orientierte« manchmal viel zu offen. Die Validation findet mehr auf der emotionalen Ebene als auf der verbalen Ebene statt. Das Herz und die Nähe, die wirklich gute Absicht stehen im Vordergrund.
- Spiegeln Sie, das heißt, passen Sie sich dem Gesichtsausdruck, der Atmung (Tempo, Rhythmus etc.), dem Körperausdruck, also auch der Haltung, an. Übernehmen Sie die Stimmlage und das Sprechtempo.
- Reagieren Sie mit Gefühl auf die Emotionen des Betroffenen. Dabei stehen Authentizität und echte Nähe im Vordergrund
- Verwenden Sie mehrdeutige Wörter: »Er, sie, es, etwas, jemand«.
- Suchen Sie einen Zusammenhang zwischen Verhalten und den Bedürfnissen. Versuchen Sie auch, sich selber die Situation zu erklären, dann wächst das Verständnis für die Klienten. Denn sie haben immer einen Grund dafür, warum sie so handeln, wie sie es tun. Die große Frage dabei ist: Welches Bedürfnis möchten sie gerade befriedigen?
- Verwenden Sie Musik. Singen Sie ein Lied, das zu der emotionalen Stimmung des Klienten passt.

69. Tipp: Techniken für Stadium 3: Sich wiederholende Bewegungen

- Zentrieren Sie sich.
- Fragen Sie: »Wer, was, wann, wo und wie?«
- Formulieren Sie um, wiederholen Sie.
- Verwenden Sie den bevorzugten Sinneskanal.
- Polarität: Fragen Sie nach einer extremen Situation.
- Berühren Sie und halten Sie Blickkontakt.
- Naomi Feil sagt: »Von Bedeutung ist, wo Sie die Person berühren. Frühe emotional gefärbte Erinnerungen sind in den oberen Gehirnregionen für immer eingeprägt. Sie können also eine wichtige Beziehung zu ihrem Patienten in Stadium III herstellen, wenn Sie ihn so berühren, wie er als Kind von einer geliebten Person berührt wurde.«[55]
- Sprechen Sie mit ruhiger, klarer, fürsorglicher Stimme.
- Beobachten Sie die Emotionen. Passen Sie sich den Gefühlen der Betroffenen an.
- Verwenden Sie Mehrdeutigkeit und unbestimmte Personalpronomen.
- Suchen Sie einen Zusammenhang zwischen Verhalten und Bedürfnissen.
- Setzen Sie Musik ein.
- Spiegeln Sie, seien Sie dabei echt, seriös und sensibel. »Es ist kein Spiel; Menschen in diesem Stadium sind keine Kinder. Ihre Aufgabe ist es, die Ursache für dieses Verhalten zu begreifen, um ihr Verhalten mit den Bedürfnissen des Menschen nach Liebe, Identität oder Gefühlsäußerungen in Bezug zu setzen.«[56]

70. Tipp: Techniken für Stadium 4: Vegetieren

- Zentrieren Sie sich.
- Berühren Sie den anderen.
- Blickkontakt. Der Blickkontakt sollte auch dann gehalten werden, wenn der Klient die Augen geschlossen hat; es kann gut sein, dass er die Wir-

[55] Feil 1990
[56] Ebd.

kung des Blickes spürt. Ein besonderer Erfolg ist es natürlich, wenn er einmal die Augen öffnet.
- Eine aufrichtige, tiefe und fürsorgliche Stimme ist wohltuend, gibt Halt und Nähe.
- Verwenden Sie mehrdeutige Pronomen und Zweideutigkeiten und auch bekannte Schlüsselwörter oder »Lieblingssätze« des Klienten.
- Stellen Sie einen Bezug zwischen Verhalten und Bedürfnissen her. Feils Beobachtungen und Kenntnisse im Kontakt zu alten Menschen brachten sie zu folgender Aussage: »In diesem Stadium wird das Bedürfnis nach Liebe oft durch Falten, Wiegen, Spitzen der Lippen zu einem schnalzenden Geräusch geäußert. Das Bedürfnis, nützlich zu sein, wird durch Muskelbewegungen des früheren Jobs ausgedrückt. Das Bedürfnis, spontane Gefühle zu zeigen, wird durch Schreien, Fluchen, Klopfen, oder Weinen geäußert ...«[57]
- Verwenden Sie Musik, Lieder, Gebete. Manche Klienten reagieren auch mit Gefühl und angenehmer Erinnerung auf Kinderreime und ähnliches. Aus meiner eigenen Tätigkeit im Nachtdienst weiß ich noch sehr gut um die schlaf- und wohlbefindensfördernde Wirkung eines liebevoll auf der Bettkante gesungenen »Gute-Nacht-Liedes«.

Es ist immer sinnvoll, sich den Techniken schrittweise und einzeln zu nähern, sie in Ruhe auszuprobieren, sich dafür nicht zu schämen, wenn Kollegen komisch gucken. Es ist m. E. wichtig, sich mit den Techniken so anzufreunden, dass Sie sich dabei wohl und sicher fühlen.

Andererseits sagen viele Pflegekräfte zu Recht: »Das mache ich doch schon jahrelang! Viele dieser Techniken sind uns in Fleisch und Blut übergegangen, wir führen sie bereits intuitiv aus.«

[57] Ebd.

71. Tipp: Akzeptieren Sie Ihre Ohnmachtsgefühle

Sicherlich verspüren wir in manchen Begegnungen mit alten Menschen, die aus ihrer Desorientiertheit heraus »verwirrt« handeln, Ohnmachtsgefühle. Wir wissen nicht, was wir tun, wie wir handeln sollen. Es verschlägt uns den Atem, wir haben keinen Überblick. Fühlen uns hilflos und klein. Das dürfen wir auch. Die Methode des Zentrierens (siehe Tipp Nr. 54) kann uns helfen, uns mit Ressourcen und klarer Distanz zu füllen.

Hilfreich ist es auch, wenn Sie Ihre Gedanken und Gefühle zum jeweiligen Klienten in die Pflegeplanung einbringen. Kommen Sie persönlich nicht weiter, dann hilft oftmals auch ein Coaching oder eine Supervision.

72. Tipp: Lesen und nutzen Sie die Pflegeplanung

Selbstverständlich findet die individuelle Situation des Klienten in der Pflegeplanung ihren Platz. Ebenso sollten mögliche Antriebe, Bedürfnisse, biografisch Bedeutsames erfasst und dokumentiert werden, aber auch erfolgreiche Validationstechniken. Das kann eine kurze Zusammenfassung einzelner Techniken sein, die Erwähnung einer speziellen, sehr wirksamen Berührung und/oder ein besonderes Lied, Gebet, Ritual.

Mir ist sehr wohl bewusst, dass die vielen kleinen, aber wichtigen Maßnahmen, eines bewohner- oder patientenbezogenen Konzeptes, nicht in den Maßnahmenplan einer Edv-gestützen Pflegeplanung passen. Ich weiß, dass das kaum möglich ist. Dennoch plädiere ich dafür, dass die – als gut befundenen Validationsmaßnahmen – individuell geplant werden.

Tabelle 3: Beispiel aus einer Schulung

Titel: »Nach Hause wollen« Ursache: Diagnose Demenz, Sehnsucht nach Hause Frau X lebt auf einem WB, wo fast alle Bewohner orientiert sind Merkmale: Tägl. um die Abendbrotzeit sagt sie »Ich möchte zu meinen Kindern nach Hause«, läuft auf dem Wohnbereich angespannt hin und her, hat bisher den Ausgang nicht gefunden. Sie wirkt dabei sehr verzweifelt, auch im Gesicht, die Anspannung steigert sich ca. 20 Minuten lang, dann ist sie erschöpft. Frau X. ist sonst sehr »gut gelaunt«, wirkt entspannt, scheint sich dann »zuhause zu fühlen« Ablenkungen, z. B. durch Toilettengang, Wasser trinken etc. bringt etwas Ruhe.	Sie drückt ihr Gefühl, ihre Trauer weiter aus. Sie fühlt sich auch in diesem Krisenmoment zuhause, geschützt und geborgen Sie fühlt sich ernst genommen Möglichkeit der Begleitung durch die Söhne, bzw. nahe Bezugsperson genau zu dieser Zeit ist gefunden Zuhause-Rituale sind gefunden	Mit Söhnen über die Möglichkeit sprechen, sie zu dieser Zeit zu besuchen. Dito nach früheren Abendritualen fragen Mit sozialer Betreuung über die Gestaltung von Familien-Abendritualen sprechen und dann ausprobieren. Wenn sie beginnt, das Gefühl auszubauen, nach Hause zu wollen, sie validieren: Sie dabei beim Gehen begleiten. Antriebe, Lebensthemen wie »Sehnsucht nach Hause«, zu den Kindern ansprechen, z. B. dass wir alleine sind. Wenn Gefühl ausgelaufen ist, nach dem Guten fragen, z. B. »Was war das Schöne zuhause?" – „Was hat das Zuhause ausgemacht?" – »Wie sah die Küche aus?" Etc. Sprichwörter verwenden, Fotos verwenden. Interventionen der PK und Reaktion der Bewohnerin darauf dokumentieren Ausprobieren, ob es ihr gut tut, wenn sie dann etwas zu tun hat, z. B. Hausarbeit.

5 DIE GRENZEN DER VALIDATION

Aus meiner Erfahrung heraus gibt es natürlich ein Für und Wider hinsichtlich der Validation nach Feil. Die Vorteile habe ich schon ausführlich beschrieben. Doch die Validation hat auch Grenzen – ob Sie diese auch für sich sehen, müssen Sie selbst entscheiden. Dennoch möchte ich Ihnen einige Tipps geben.

Vielfach wird der Vorwurf formuliert: »Die Validation nach Feil hält dazu an, nach unbewältigten Konflikten bei desorientierten alten Menschen zu suchen. Diese Konflikte werden als Grund für die Desorientierung genannt, wobei medizinische Aspekte nur am Rande beachtet werden.«[58] Tatsächlich kann die Validation zu dieser Art Suche verleiten. Sie ist eben keine Schablone, die man auf jeden Menschen stülpen kann (siehe auch Tipp 35).

Selbstverständlich wirken validierende Interventionen bei jedem Menschen anders. Manchmal ist sogar egal, ob die Diagnose »Demenz« gestellt worden ist – wenn die Validation gut tut, ist sie allemal sinnvoll.

Den meisten Menschen mit Demenz tun viele der validierenden Maßnahmen und natürlich die validierende Grundhaltung gut. Wie heißt es so schön: »Probieren geht über Studieren!« Das gilt auch für die Validation, wobei natürlich Sensibilität und genaue Beobachtung der Wirkung sehr bedeutsam für die eigene Reflektion sind.

Mittlerweile gibt es immer mehr Erkenntnisse, neue Prinzipien und Möglichkeiten. Menschen fliegen zum Mars, mit 3D-Druckern wird Fleisch gedruckt, mittels spezieller Kontaktlinsen, können wir bald einen weiteren Schritt in die digitale Welt gehen. Zugleich wachsen die Erkenntnisse und Kräfte aus anderen Aspekten unserer Kultur, so gewinnt der Schamanismus mehr an Bedeutung. Hier finden sich komplett andere Vorstellungen von Krankheit, Behandlung von Krankheiten und natürlich auch von Heilung. Die zunehmende Komplexität lässt uns nicht mehr kontinuierlich bewerten, was gut und was eben nicht gut ist.

Bei uns wird ein alter Mensch eher als demenzkrank bezeichnet, in einer anderen Kultur gilt er als weise bzw. wäre er allein wegen der anderen, vielleicht gesünderen, Lebensprinzipien gar nicht so verwirrt oder desorien-

[58] Vgl. KDA (2001). Qualitätshandbuch Leben mit Demenz. Köln

tiert. All dies und noch viel mehr hat Einfluss auf Methoden wie die Validation.

Es ist in meinen Augen vollkommen normal, zwischendurch an die eigenen Grenzen zu kommen, überfordert zu sein, nicht weiter zu wissen. Mit ein großen Portion Ironie könnte ich sagen: »Es gibt halt noch keine Validations-App!«

73. Tipp: Sie müssen keine Psychologin werden

Die Validation nach Feil wirkt auf einige Pflegekräfte zu »psychologisch«. Wenn Sie auch dieser Meinung sind, dann wäre es vielleicht sinnvoll, sich mit der IVA, der Integrativen Validation nach Nicole Richard zu beschäftigen.

Diese Methode ist weit mehr an der verbalen Begegnung aufgehängt. Dennoch halte ich es für äußerst wertvoll und notwendig, wenn Pflegekräfte ein gewisses psychologisches Grundverständnis haben und über ein positives Selbstmanagement verfügen.

Das ist in gewisser Weise eine Grundvoraussetzung, denn die Pflege – nicht nur alter – Menschen ist eine sehr vielschichtige und herausfordernde Aufgabe.

74. Tipp: Bestimmen Sie Ihren Zeiträuber – Validation oder Diskussion?

Die Frage ist, wie bei der Implementierung sämtlicher Neuerungen, Erkenntnisse und Veränderungen, ob Validation Zeit kostet. Ich sage darauf direkt Nein: Begründet natürlich aus der eigenen Erfahrung heraus. Die Klienten gleich »richtig« anzusprechen, zu erreichen, ist direkter und effektiver als eine Diskussion mit ihnen.

Ich möchte mich an dieser Stelle auf eine Studie von Böhle & Weishaupt beziehen, in der sie sich mit »menschlicher Zuwendung« in der Altenpflege beschäftigten.[59] Dort heißt es: »Es gibt Pfleger, die eine Mauer zwischen

59 Vgl. Lubatsch, H. (2004). Dekubitusmanagement auf der Basis des Nationalen Expertenstandards. Hannover: Schlütersche

sich und dem Bewohner aufbauen, dies erschwert die Arbeit, da sie die Mauer ständig überwinden müssen ...« – »Wenn man nicht auf die Bewohner eingeht, sich keine Gedanken macht, kostet es letztlich mehr Zeit und Energie.«

Ähnlich wie die genannte Mauer wirkt auch die Diskussion, mit der wir meinen, prekäre Situationen auf der kognitiven Ebene lösen zu können.

Primär zählt die Qualität der Begegnung, die Nähe und das Vertrauen, das – auch in kürzester Zeit – hergestellt wird. Diskussionen oder Pflegemaßnahmen, die noch durchgeführt werden sollen, obwohl der Klient mit etwas ganz anderem beschäftigt ist, kosten wesentlich mehr Zeit.

75. Tipp: Sie müssen keine symbolischen Deutungen vornehmen

Bei der Bestimmung der einzelnen Stadien nach Feil werden viele Handlungen der Menschen stark symbolisch gedeutet. Feil hat die Verwendung dieser Symbole während ihrer 35-jährigen Tätigkeit mit desorientierten Menschen beobachtet und festgehalten. Obwohl sie auch darauf hinweist, dass die Deutung von Symbolen nur vor dem Hintergrund der persönlichen Lebensgeschichte stehen kann, erscheint die Symbolik tatsächlich sehr schematisch.[60]

Seitdem hat sich schon wieder einiges geändert: Die Symbole, die einen Wert oder eine Bedeutung für ältere, nicht mehr orientierte Menschen haben, haben sich ebenfalls geändert. Bekannt ist sicherlich allen Pflegekräften, dass manche Klienten »Lieblingsstücke« oder Symbole haben. Auf Platz 1 steht die Handtasche, in der ALLES ist. Sie ist meist wesentliches Symbol für die gesamte Sicherheit oder Identität. Manchmal sind es auch die Hände selber, die Wohlbehagen oder ein kleines Kind sind.

Wenn Sie erleben, dass Klienten bestimmte Gegenstände häufig nutzen, können Sie davon ausgehen, dass diese Gegenstände eine große Bedeutung haben. So einfach ist das.

---

60 Vgl. KDA 2001

76. Tipp: Vergessen Sie den Schauspieler in sich

»Naomi Feil veranstaltet bei ihren Vorträgen ein Schauspiel«, lautet ein oft gehörter Vorwurf. Ja, Naomi Feil ist eine ausdrucksstarke Person, die sich auch mit Theaterspielen beschäftigt hat. Eine Großveranstaltung vor einigen 100 Menschen stellt natürlich eine andere Herausforderung dar als ein Workshop mit 20 Teilnehmern. Dennoch stellt sich die Frage: Selbst wenn Naomi Feil gern einmal schauspielert – bringt das die Validation als solche in Misskredit?

Es ist vielleicht eine besondere amerikanische Begabung, Themen dramatisch auf die Bühne zu bringen. Mich hat Naomi Feil bei einem Seminar persönlich sehr berührt. Zwischen uns lagen nur drei Meter und bei aller Power und Begeisterung, die sie hatte, zeigte sie enorm viel Gefühl! Genau darum geht es.

Also werten Sie nicht zu vorschnell, denn Naomi Feil und ihre Tochter haben die Gabe, ihre wahre Validationsqualität an die jeweilige Situation anzupassen. Mich erleben Sie bei einem Vortrag auf großer Bühne auch komplett anders, als beim einem Paddelcoaching unter vier Augen.

77. Tipp: Erkennen Sie Ihre Grenzen, wenn es um die Lebensaufgaben geht

Das Kuratorium Deutsche Altershilfe (KDA) sieht einen Widerspruch bzgl. der Theorie der unbewältigten Lebensaufgaben: »Feil geht einerseits davon aus, dass diese unbewältigten Lebensaufgaben niemals ganz gelöst werden, dass der desorientierte alte Mensch bis zu seinem Tod damit beschäftigt sein wird. Auf der anderen Seite gibt sie als Ziel und Forschungsergebnis der Validation an, dass unbewältigte Lebensaufgaben gelöst werden.«[61]

Tatsächlich liegt hier ein Widerspruch, der sich auch nicht lösen lässt. Es erscheint sinnvoll, hier weniger auf das große Ziel zu schauen, als vielmehr mit den Methoden der Validation den Weg dahin zu ebnen. Auch wenn es letztlich nicht erreicht wird, die Lebensaufgabe also nicht gelöst wird, kann doch der Weg dahin für Erleichterung sorgen.

---

61 Ebd.

Wer weiß schon, wann und ob wir eine Lebensaufgabe gelöst haben. Menschen, die an Wiedergeburt glauben, oder an den Gedanken eines Karmas, gehen davon aus, dass wir persönliche Dramen und Geschichten mit in das nächste Leben nehmen.

Vielleicht muss ja eben nicht alles erledigt sein, bevor wir aus diesem Leben scheiden, vielleicht reicht ein Aufräumen, oder eben auch nicht. Diese Wertungen und Interpretationen haben viel mit unserer persönlichen spirituellen Haltung zu tun und damit, wie wir die Welt, das Leben und uns selber auf unserem Weg betrachten.

78. Tipp: Nutzen Sie Fortbildungen

Validation braucht Fortbildung. Obwohl viele Menschen ein grundlegendes Validationsverständnis in sich spüren, vermag eine Fortbildung bzw. eine richtige Validationsausbildung die Validationstechniken zu verfeinern und mit einem theoretischen Rahmen zu verbinden. Bitte recherchieren Sie genau, wo Sie sich ausbilden lassen wollen. Es gibt Trainings oder Schulungen, die Ihnen erst einmal ein Grundverständnis der Methode bringen, und es gibt die Ausbildungen, die durch Naomi Feil geschützt und zertifiziert sind.

Es gibt eine Fülle an Ausbildungsstätten, hier nur ein paar Beispiele:

- www.mannheimer-akademie.de
- www.ifag-berlin.de
- www.pgsd-bremen.de
- www.validation-eva.com

Das Internet bietet immer wieder neue und frische Informationen, Sie werden sicher etwas finden.

79. Tipp: Spüren Sie, wann Validation erfolgreich sein kann

Die Zielgruppenbestimmung, die sich in Feils Büchern finden lässt, wird in ihren Vorträgen aufgeweicht. So unterscheidet sie in ihren Vorträgen Menschen mit Demenz nicht von desorientierten Menschen aufgrund unbewältigter Konflikte. Beides wird synonym verwendet. Auch die Altersgrenze wird von Feil selbst teilweise aufgehoben. So berichtet uns Annemie Schmidt, dass sie die Validation einfach dort einsetze, wo sie Erfolg zeige.[62]

Dieser Haltung möchte ich mich aus Erfahrung heraus anschließen. Wenn ich sensibel auf die Klienten eingehe, spüre ich sehr genau, was bei ihnen positiv oder negativ ankommt.

Hilfreich ist es in jedem Fall, Ihre Validationsinterventionen genau zu beobachten:

- Welche Reaktion kam auf was?
- Was war positiv und was negativ?

Halten Sie die Ergebnisse schriftlich fest. Geben Sie nicht gleich auf, wenn die gewünschte Reaktion nicht auftritt. Manchmal reagiert ein Mensch erst nach 14 Tagen auf eine Verhaltensänderung von Ihnen.

---

[62] Ebd.

6 VALIDATION – SYMBOLE UND SYMPTOME VON A BIS Z

80. Tipp: Erlauben Sie »Arbeitspapiere«

Es gibt Menschen, die, vorzugsweise in der eigenen Häuslichkeit, alte Zeitungen gleich stapelweise in den Ecken, in Regalen oder einfach auch auf dem Boden liegen haben, die sie selber nicht entsorgen wollen.

Eine mögliche Bedeutung ist: Es sind Arbeitspapiere, Fakten aus einem gelebten Leben. Sie geben dem alten Menschen das Gefühl, etwas zu haben, sicher zu sein, weil etwas da ist, weil er einen Schatz hat. Dazu zählen auch Servietten, Handtücher und ähnliches.

Der Klient wird Ihnen deutlich anzeigen, was für ihn Bedeutung hat. Stellen Sie dieses und/oder ähnliches Material zur Verfügung.

81. Tipp: Akzeptieren Sie den Baby-Ersatz

Babys erfahren in der Validation eine hohe Beachtung. Viele alte Frauen sind mit ihren Geburten, Fehlgeburten, Abtreibungen oder gestorbenen Kindern beschäftigt. Babys spielen in Frauenleben eine zentrale Rolle. Viele von uns kennen das, selbst wenn unsere eigenen Kinder schon groß sind. Sehen wir ein Baby, dann hebt sich unsere Stimme, unser Gesicht verändert sich, wir bekommen den typischen Babyduft in die Nase und möchten das Baby aufnehmen und drücken. Auch wenn es gar nicht unseres ist.

So ist es kein Wunder, wenn einige der alten Frauen, die phasenweise aktiv »junge Mutter sind«, Puppen, Teddys, ihre eigenen Hände, gerollte Handtücher oder ähnliches als Kind-Ersatz nehmen. Eine Vermutung kann sein, dass alte Frauen, die sich einsam fühlen, die wenig Liebe und Nähe erfahren, sich an ihre intensive Zeit als Mutter erinnern und sich dazu noch mit einem »Babyersatz« stimulieren. Dazu passen auch Lieder, die sich rund um die Babys drehen.

82. Tipp: Tolerieren Sie Stimmungswechsel

So wie ein Chamäleon die Farbe wechselt, können auch desorientierte Menschen mehrfach täglich die Phasen, in denen sie sind, wechseln. Die Ursache für dieses Verhalten ist meist eine diagnosebedingte Affektlabilität. Und ganz ehrlich – wir alle wechseln unsere Stimmung, mehrfach am Tag.

83. Tipp: Stillen Sie den Durst

Allgemein bekannt ist, dass das Durstgefühl bei alten Menschen nachlässt. Sie empfinden keinen oder kaum Durst oder sie trinken weniger, weil sie unnötige und evtl. »schwierige« Toilettengänge vermeiden wollen. Diese Austrocknung kann ein desorientiertes Verhalten noch verstärken. Erschwerend kann der Tatbestand dazukommen, dass einige der alten Menschen sich in Gefahr glauben, vergiftet zu werden. Dies ist ein besonders wichtiger Moment für eine Validation. Der Mensch hat panische Angst vor einem Kontrollverlust, vor einer Bedrohung etc.

Dem allseits vorhandenen Flüssigkeitsdefizit kann vorgebeugt werden, indem Pflegekräfte Trinkgefäße aus dem Altzeitgedächtnis nutzen, selber etwas mittrinken, Trinken zum Ritual werden lassen.

84. Tipp: Erlauben Sie Flüche

Es kann gut sein, dass alte Menschen auch einmal heftig fluchen. Dies ist den meisten Pflegekräften vertraut. Primäre Bezugspersonen sind davon meist überrascht oder auch verletzt. Mit einem Ausruf wie: »Das hätte Mutti früher nie gemacht«, reagieren sie mit Unverständnis und Scham.

Es kann aber gut sein, dass das Fluchen seinen Grund hat. Vielleicht entsteht es aus einem Gefühl von starker Angst heraus, aus Überforderung, aus Ärger oder aus dem Bedürfnis, ein spontanes Gefühl auszudrücken.

85. Tipp: Achten Sie auf Handtaschen – es sind ständige Begleiter

Die Handtasche ist ein unverzichtbarer Gegenstand im Leben vieler alter Frauen. Angefüllt mit allem, was das Leben zu bieten hat. Die Qualität des Inhalts ist für uns Pflegende nicht unbedingt auf den ersten Blick zu erkennen. Beim zweiten Hinsehen stellen wir fest, dass es meist eine Sammlung aus Taschentüchern oder serviettenähnlichen Papieren ist. Dazu kommen Brillen mit oder ohne Etui, vielleicht eine Geldbörse, Teelöffel, Krümel, eine Brotrinde. Es kann sein, das noch ein oder zwei Nylonstrumpfhosen und ein Foto in dieser Tasche stecken.

Für eine alte Frau, die sich wenig oder kaum in der realen Welt orientieren kann, erfüllt diese Handtasche eine Aufgabe: Sie kann die gesamte Identität der Frau ausmachen. Sie gibt Sicherheit, sie vermittelt evtl. das Gefühl, alles Wichtige beisammen zu haben. Man ist damit auf alles vorbereitet.

Was ist zu tun? Die Handtasche darf nicht verloren gehen, sie muss immer dabei sein, auch im Bett. Seien auch noch so viel Krümel darin, sollte die Tasche nur im Beisein der betroffenen Person aufgeräumt werden. Meist hilft es auch, für alles, was ausgeräumt wird, etwas Neues (Frisches) zum Einräumen anzubieten. Dies ist besonders wichtig bei verderblichen Lebensmitteln.

86. Tipp: Beachten Sie Ihre Intuition

Unsere pflegerische und menschliche Intuition, eine Ahnung davon, was mit dem anderen ist, sollten wir beachten. Häufig stimmt unsere Wahrnehmung, gerade wenn wir uns besonders gut auf eine Klientin »eingeschwungen« haben. Konzepte wie die Mäeutik bestätigen diese Intuition. Wenn Sie jedoch das Gefühl haben, recht schnell ein Verhalten des Klienten »abzustempeln«, dann braucht Ihre Intuition vielleicht eine kurze Erholungspause. Die sollten Sie sich dann auch gönnen. Validation ist Arbeit und dementsprechend auch anstrengend und auch bereichernd.

87. Tipp: Beachten Sie Jesus als Glaubenssymbol

Jesus als Symbol für den Glauben gibt vielen Menschen Kraft. Gerade die früheren Generationen sind stark durch ihren Glauben und die daraus resultierenden Rituale und den Halt geprägt. Ein wunderbares Beispiel stammt von Ute Schmidt-Hackenberg: »Nach einer Taschentuch-Aktivierung bat ich die Teilnehmerinnen und Teilnehmer der Gruppe, die Tücher doch wieder zusammenzulegen. Eine alte Dame fragte: »Katholisch oder evangelisch?« Jetzt war ich »verwirrt«.«[63]

»Gläubige katholische Hausfrauen aus ihrer heimatlichen Region legen ihre Taschentücher zweimal den langen Weg und dreimal den kurzen zusammen. Sie erinnern sich bei dieser Verrichtung an das Tuch, mit dem der Abendsmahlskelch (Längsweg) abgedeckt wird. Die Fünffach-Faltung weist auf die fünf Wunden Christi hin.«[64]

Der Glauben bietet viele Möglichkeiten, auf validierende Weise den Klienten zu stärken. Das reicht von religiösen Liedern bis hin zu Gebeten oder Gesten.

88. Tipp: Erkennen Sie Krawatten als Statussymbol

Das Grundbedürfnis, »Status und Prestige« zu haben, kann sich in Form von Krawatten ausdrücken, um Status nach außen zu dokumentieren. Auch das Tragen von Alltags- oder Sonntagskleidung, Schmuckstücken, Trachten, Statusobjekten ist wertvoll. Das kann auch der von vielen Frauen so geliebte Hauskittel sein, als Symbol ihrer Rolle als »Hüterin des Hauses«.

89. Tipp: Beobachten Sie Machtspiele – und greifen Sie ein

Männer sind erfahrungsgemäß in der deutschen Altenpflege unterrepräsentiert. Sie werden in den Einrichtungen »umgarnt«, aber auch gefürchtet. Wenn es zu Auseinandersetzungen zwischen weiblichen und männlichen alten Menschen kommt, dann sollten wir »abwartend dabei sein«.

---

63 Schmidt-Hackenberg, U. (2010). Wahrnehmen und Motivieren. 4. Aufl. Hannover: Vincentz, S. 43

64 Ebd.

In dem Moment, in dem einer von beiden eine Machtposition einnimmt, ist der Zeitpunkt zur Intervention gekommen, vor allem, wenn wir davon ausgehen können, dass einige der alten Frauen sexualisierte männliche Gewalt erfahren haben. Ein normaler »Streit« oder eine Auseinandersetzung können aber auch »das Salz in der Suppe sein«.

90. Tipp: Klären Sie, wenn jemand nach Hause gehen will

Wir alle kennen alte Menschen, die dort, wo sie jetzt sind, nicht bleiben wollen. Irgendwann stehen sie auf und wollen nach Hause. Nach Hause in ihre Wohnung, in ihr Haus, zu ihren Kindern, ihrer Mutter, ihrem Mann. Es ist ganz selbstverständlich und nachvollziehbar, dass sie den Ort, an dem sie jetzt sind, sei es ein Krankenhaus oder ein Altenheim, nicht akzeptieren können. Das ist ja nie und nimmer ihr Zuhause. Zuhause, das waren andere Menschen, mit denen man vertraut war, bekannte Gerüche und Geräusche. Jeder Gang und jede Ecke waren vertraut. Lange Jahre hat man dort verbracht. Und dort wo man jetzt ist, das hat doch nichts mit »dem wirklichen Zuhause« zu tun. Da ist es am besten, man geht schnall nach Haus. So wie es wir orientierten Menschen auch tun. Von daher sollten die Menschen, die als sogenannte »Wegläufer« bezeichnet werden, umgetauft werden. Denn eigentlich wollen sie ja gar nicht weg, sie wollen irgendwohin.

Es gibt nichts Verständlicheres als nach Hause zu wollen. Vielleicht ist es auch das Ende des Lebens, das viele, sehr alte Menschen als Zuhause empfinden.

Das Nach-Hause-Wollen ist eines der einfachsten Themen, um in gemeinsamen Rapport zu kommen. Denn, wenn Sie ehrlich sind, möchten Sie auch nach Hause. Wenn Sie müde oder traurig sind, ist das häufig der Fall. Hier stellt sich schnell eine Gemeinsamkeit ein, die Sie nutzen können. Genau hier können Sie zusammenrücken und sich nahe sein. Gesten, das gemeinsame Sitzen oder Sätze wie »Zuhause ist es einfach am besten«, bestätigen die Sehnsucht nach dem Zuhause. Auch wenn Sie dieses Zuhause, trotz all Ihrer Bemühungen, nicht schaffen können, ist es für die Klienten in Ordnung. Sie wissen, dass sie nicht zu Hause sind.

91. Tipp: Lindern Sie Qualen

Sie können eine Qual, die alte Menschen spüren und erleben, nicht nehmen. Sie können diese jedoch durch Ihre klare, reflektierte, liebevolle und haltende Präsenz lindern. Zentral ist dabei – ohne Wertung, Schuldgefühle, oder eigene ausgelöste Probleme – Ihr Dasein. In dem Wissen, dass es gut ist, da zu sein. Menschen achten normalerweise selber darauf, dass sie irgendwann mit »Weinen« aufhören. Es tut ja auch gut zu weinen, wenn man traurig ist oder zu schreien, wenn seelische Schmerzen nahezu unerträglich werden.

Ich weiß, dass das vielen Menschen immer wieder schwer fällt. Viele sind es gewohnt, die eigene Traurigkeit zurückzunehmen, zu verdrängen statt einfach befreiend in den Wald zu gehen, und dort laut zu weinen oder gar zu schreien um sich Luft zu verschaffen.

92. Tipp: Achten Sie auf Rituale

Rituale haben in unserem Leben eine hohe Bedeutung, die uns allerdings nicht immer präsent ist. Von klein auf werden wir mit Ritualen vertraut gemacht: »Putz Deine Zähne nach dem Essen, lege die Hände über die Bettdecke, halte die Gabel links …« Andere sind individuell: Ein abendliches Märchen und/oder Gebet auf der Bettkante. Die Art, sich für die Nacht und den Tag vorzubereiten, sich zu begrüßen, sich zurückzuziehen, zu feiern, allein zu sein etc. Diese Liste ist lang.

Im Laufe des Lebens entwickeln wir unsere eigenen Rituale, sie sind uns selbstverständlich auch im Alter präsent und geben Sicherheit: »Die Niveacremedose bitte so neben den Wecker stellen, ja, und die Nagelfeile liegt genau neben dem Etui. Das Fenster nicht auf, dafür die rechte Gardine einen handbreiten Spalt geöffnet lassen. Und das blaue Kissen kommt unter den rechten Fuß, das mit den Blumen unter den linken. Und das Kopfkissen neben das kleine Kissen legen und so einpuffen, dass oben mehr Federn sind …« Lassen Sie dem Klienten dieses Ritual. Er schafft sich so einen eigenen Raum, der sicher ist und in dem er sich spürt.

Diese Zeilen schreibe ich in Bad Tölz. Von hier starte ich gleich über die Alpen, drei Wochen möchte ich dort bis nach Belluno gehen. Und ich nehme meine kleine Spieluhr mit. Ein kleiner Elefant, den ich immer dabei habe, wenn ich unterwegs bin. Sein abendliches Lied für mich ist zu einem schönen Einschlafritual geworden.

93. Tipp: Lassen Sie Schätze zu

Schätze sind nicht nur Geld, Häuser und Autos. Schätze können sein:
- Blicke in die Augen eines anderen Menschen,
- eine Tasche voll Papier,
- eine Hand, die meine im genau richtigen Moment hält,
- eine Wolldecke, an die ich mich klammern kann,
- ein Lied, das mich an etwas Schönes erinnert,
- etwas, was ich sorgsam versteckt habe.

94. Tipp: Tolerieren Sie Selbstbefriedigung

Die Berührung des eigenen Geschlechts in Form von Selbstbefriedigung ist eines unserer tiefsten Bedürfnisse. Es sollte nicht verurteilt werden. Leider wird es noch in vielen Einrichtungen tabuisiert. Den Klienten kann es gut tun, Freude und Kontakt zu sich selber bereiten und für Entspannung sorgen. Es kann eine Hilfe sein, wenn Sie Sexhefte oder Sexfilme zur Verfügung stellen. Überwinden Sie Ihre eigenen Tabus, um den Klienten Erleichterung zu verschaffen. Dieses Thema kann ein ganzes Buch füllen! Es ist wichtig.

95. Tipp: Begleiten Sie im Sterben

Der Tod wird im Alter immer allgegenwärtiger, er steht quasi schon vor der Tür. Die Zeit wird knapper und es kann deutlich werden, dass noch so manches erledigt werden muss. Dann kann es sein, dass jemandem plötzlich etwas einfällt, was noch erledigt werden muss. Das muss dann auch erledigt werden, um gut »gehen« zu können.

Wenn ein Mensch dann noch eine liebevolle, respektvolle und professionelle Sterbebegleitung erleben darf, ist das eine gute Art, von der Welt zu gehen, gerade in Verwirrtheit und Demenz. Aber es ist nicht nur das Liebevolle, das zählt. Es hilft auch zu sagen, dass »noch etwas schwer ist« oder »dass da noch etwas ist«. Erlauben Sie auch Frust, Ärger oder die eine oder andere familiäre Szene. Nach meinem Verständnis haben die Menschen nicht unbedingt Angst vor dem Tod, sondern vor dem Dahinsiechen, vor möglichen Qualen und Schmerzen beim Sterben.

96. Tipp: Lernen Sie die universellen Symbole kennen

Naomi Feil stellt bestimmte Symbole, die zum Teil universell gelten sollen, dar: Nutzen Sie diese Zuschreibungen, sie bieten viele Möglichkeiten der Begegnung und der Validation.

Tabelle 4: Universelle Symbole nach Feil.

Symbol	Mögliche Bedeutung
Schmuckstück, Kleidung	Wert, Identität
Eine Hand	Ein Baby
Ein Tuch	Wichtige Papiere, Backteig, Kinderkleider
Offener Raum	Der Flur von Zuhause, Himmel, Hoffnung
Schnalzendes Geräusch	Sicherheit, Genuss
Wiegende Bewegung	Mutter, Mutterschaft, Sicherheit, Genuss
Ein mächtiger Sessel	Penis, Mann, Ehemann, Sex
Messer, Gabel	Wut
Tiefe Stimme	Männliche Person
Socken, Schuh	Kind, ein Kind anziehen, Sexualorgan
Ein anzuziehendes Kleidungsstück	Geschlechtsakt, Freiheit, Sexualorgan
Die Pflegeabteilung	Nachbarschaft
Der Gang, Flur	Eine Straße in der Nachbarschaft
Rollstuhl	Auto, Fahrrad, Fahrzeug

7 VALIDATION IN BEISPIELEN

Die folgenden Beispiele entstammen alle dem Alltagserleben. Sie sollen zeigen, wie Validation möglich sein kann.

97. Tipp: Pflegen Sie verständnisvoll

Thea G. ist gerade 93 Jahre alt geworden, sie lebt ohne Pflegestufe im Altenheimbereich eines Senioren- und Pflegeheims.

Situationsbeschreibung

Plötzlich kommt Thea G. ins Krankenhaus, zum einen mit einer ganz klassischen Diagnose: Flüssigkeitsdefizit, zum anderen mit einem »unklaren Bauch«.

Sie liegt nach einer mehrstündigen Operation auf der Intensivstation, ist etwas unruhig, möchte ihren Gehstock haben, den sie immer neben sich stehen oder liegen hat. Auf der Intensivstation hat man ihr diesen Gehstock abgenommen, zugleich die Hände am Bettseitenteil festgebunden, da sie lt. Aussage der Fachpflegebezugsperson an ihren Infusionen etc. gezogen hat. Thea spricht davon, dass sie doch in ihrem Zimmer sei; sie deutet immer wieder auf die eine Seite im Zimmer und spricht von ihrem Wohnzimmerschrank

Sie spricht recht wirr, verwechselt Familienangehörige innerhalb der Familie, spricht Pflegekräfte mit Namen aus ihrer eigenen Familie an. Sie wechselt innerhalb eines Satzes die Situation, über die sie spricht, spricht in kürzeren Sätzen als gewohnt.

Zu den Pflegekräften sagt sie immer wieder: »Macht mich doch los, ich will hier weg, ich muss mal!« Sie scheint sich vollkommen unverstanden zu fühlen und wirkt traurig und verzweifelt.

Die Pflegekraft spricht davon, die Dosis des Beruhigungsmittels zu erhöhen.

Vermutung, wie es Thea G. geht

Sie weiß nicht, wo sie ist, sie fühlt sich hilflos. Die ganze Situation, in der sie ist, kann sie sich nicht erklären. Sie kennt sich evtl. selber nicht mehr, da sie sich selber in der Situation nicht einordnen kann. Sie kennt keine der Personen, die um sie herum sind. Immer wieder bringt sie ihren Wunsch nach dem Aufstehen zum Ausdruck, nur keiner hört sie an oder beachtet ihren Wunsch. Sicherlich hat sie große Angst und ein großes Bedürfnis nach Sicherheit und Zugehörigkeit, möchte Zuhause und aufgehoben sein, Nähe spüren.

Was tun im validierenden Sinne?

- Nähe geben, Körperkontakt und verlässliche Berührung herstellen und halten.
- Augenkontakt herstellen und halten (hier kommt das zum Tragen, was Naomi Feil einen warmen, tiefen Augenkontakt nennt, das wirkliche liebevolle Anschauen).
- Nicht korrigieren, auch nicht, wenn sie uns mit einem anderen Namen anspricht
- Aushalten, wenn Sie Schmerz äußert.
- Für adäquate Rahmenbedingungen sorgen (weniger Sedativa, ihren Stock als taktile Stimulanz zur Verfügung stellen, Flüssigkeitszufuhr erhöhen, dafür sorgen, dass sie ihre Hände frei bekommt …)
- Berührung, Berührung, Berührung – aus tiefem Herzen.
- Wenn sie über ihre Erinnerungen spricht (z. B. wie sie ihren verstorbenen Mann kennen gelernt hat), diese bestätigen, in ihren Worten kurz ausdrücken und das dahinterliegende Gefühl ansprechen. Z. B.: »Wie aufregend war es, ihn das erste Mal zu sehen? Wie sah er aus? Was war das Besondere an ihm?«
- Ihr liebevolle Dinge sagen; z. B.: »Was für eine gute Oma, Frau, Mutter Sie sind«, »Wie schön ist es, dass Sie da sind …«

Mehr können wir nicht tun, nur evtl. in der Institution Krankenhaus dafür sorgen, dass alte Menschen eine verständnisvollere Pflege erhalten.

98. Tipp: Üben Sie Toleranz

Gertrud G. war früher Lehrerin, eine alleinstehende Frau. Als ich sie kennenlernte, hatte sie schon einige Jahre in einem Altenheim verbracht, die letzten Jahre lebte sie auf einem beschützenden Wohnbereich.

Situationsbeschreibung

Gertrud G. ging auf den Fluren auf und ab, hielt sich kaum in der Nähe oder Gegenwart anderer Menschen auf. Dabei sprach oder sang sie in ihrem ganz eigentümlichen Singsang: »Da dissel da dassel, da dissel da du, da dissel da dassel, da dissel du.« Dazu bewegte sie den rechten Arm im Rhythmus auf und ab. Dies tat sie auch im Sitzen.

Wenn sie sich angespannt fühlte, z.B. etwas tun sollte, was sie nicht wollte (Essen, ins Bett gehen, auf dem Wohnbereich bleiben etc.), kam es vor, dass sie mit der rechten Hand auch mal schlug.

Vermutung, wie es Gertrud G. geht:

Sie wirkt so, als wenn sie sich überwiegend gut fühlt, in sich ruhend und zufrieden. Sie lebt allein, obwohl sie in einer Gruppe wohnt. Es kann gut sein, dass ihr »Singsang« ihr ein stimulierendes Wohlgefühl gibt.

Was tun im validierenden Sinne?

- So viel wie möglich in Ruhe lassen. Wenn man jedoch an ihr vorbeigeht, dann freundlich, kurz und höflich grüßen.
- Bei aktuellem pflegerischen Auftrag in ihren Singsang einsteigen, dabei mit vorsichtigem Augenkontakt eine Erlaubnis und einen Kontakt holen. Die Erfahrung hat gezeigt, dass das Lied »Es klappert die Mühle am rauschenden Bach« sehr gut von ihr angenommen wird und auch zu ihrem Rhythmus passt. Sie wurde während des gemeinsamen Singens mit ein, zwei Stichworten über die bevorstehende Pflegehandlung informieren. Die Pflege wurde dann kurz, sanft und zügig durchführen.
- Hohe Toleranz zeigen.

99. Tipp: Achten Sie auf Wünsche und Bedürfnisse

Marie G. ist 102 Jahre alt. Sie lebt allein in ihrer Wohnung, seit sie mit ca. 20 Jahren ihr Elternhaus verließ. Sie kann mittlerweile nur noch mit Hilfe aufstehen, ist inkontinent, isst Butterkekse und trinkt warme Milch aus einem Schnabelbecher.

Situationsbeschreibung

Auf pflegerische Handlungen reagiert sie sehr unwillig; sie beginnt aus einer starken Verteidigungshaltung heraus zu schreien, zu treten und zu kratzen. Sie spricht nicht mehr, schreit nur ab und zu. Hin und wieder nimmt sie einen kurzen Augenkontakt an. Zufrieden wirkt sie, wenn sie in ihrem Bett liegt, Milch vor sich stehen hat, in Ruhe gelassen wird und in einer ihren geliebten Zeitungen zu blättern.

Vermutung, wie es Marie G. geht:
Sie lebte schon immer sehr selbstbestimmt, möchte in Ruhe gelassen werden. Vermutlich hat sie keine Vorstellung ihres Pflegebedarfs und kaum oder wenig Einsicht. Sie fühlt sich evtl. von Pflegekräften bei der Körperpflege und dem Vorlagenwechsel bedrängt oder bedroht.

Sicherlich hat sie zwischendurch Gefühle von Hilflosigkeit, meist jedoch wirkt sie zufrieden.

Was tun im validierenden Sinne?
- Marie G. vor jedem Kontakt kurz und herzlich begrüßen.
- Ihr gleich zu Anfang eine Milch hinstellen.
- Körperpflege so gestalten, dass sie absolut schnell abläuft, evtl. verlässt Marie G. dazu gar nicht das Bett. Gut ist, wenn sie selber den Waschlappen in der Hand hat und sich selber wäscht. Je nach Tagesform kann dies begleitend durch die Hand der Pflegekraft geschehen.
- Bei Kontaktaufnahme und bei der Pflege ihre Bewegungen vorsichtig spiegeln, in »guten« Momenten einen kurzen Augenkontakt herstellen.
- Ihr das Gefühl geben, dass man ihre Wünsche beachtet.

100. Tipp: Gehen Sie in Kontakt

Gerda P. lebt in einem Alten- und Pflegeheim.

Situationsbeschreibung
Gerda P. verbringt den ganzen Tag auf einem Stuhl im Tagesraum des Wohnbereiches. Sie sitzt viele Stunden dort und spricht vor sich hin, oder spricht zum Teil Pflegekräfte und andere Bewohner mit ihren sich immer wieder wiederholenden Sätzen an: »Alle, alle, alle, jetzt ist fertig. Ja, alle. Alle? Jetzt ist alles fertig. War viel. Ja, alle, alle …« Sie wirkt zufrieden, in sich ruhend. Scheint mit Pflegehandlungen einverstanden zu sein.

Vermutung, wie es Gerda P. geht:

Sie scheint keine Probleme zu haben, stellt herzlichen Kontakt her, auch zu Fremden. Sie fühlt sich sicherlich integriert, da sie ja Kontakt zu anderen Menschen herstellt. Sie wird eine zufriedene ausgewogene Grundstimmung haben.

Was tun im validierenden Sinne?

- Kontakt durch direkte Ansprache und Nennen des Namens herstellen.
- Augenkontakt herstellen, halten.
- Mit ihr sprechen und dabei ihre Dialogform aufnehmen: »Ist alles fertig?« »Ja, alles fertig.« – »Alle? Wie schön, wenn alles fertig ist. Dann hat man ein zufriedenes Gefühl.« – »Ja, alle fertig.« Usw.
- Ab und zu, wenn sie mag, Kontakt und Berührung über das Halten und Streicheln der Hände herstellen.

SCHLUSSBEMERKUNG

So wie alles in der Welt einer beständigen Veränderung unterworfen ist, so wird sich auch die Validation, wie sie von Naomi Feil vorgesehen war, weiter verändern. Aus anderen Formen wird etwas hinein fließen und umgekehrt. Jede Pflegekraft verändert die Validation. Jeder validierende Kontakt zum Klienten ist anders, weil natürlich jede Begegnung und jeder Mensch anders ist.

Es bleibt immer die Frage, die wir uns als professionelle Pflegekraft bei jeder neuen Information, bei jedem neuen Ansatz sowie bei Veränderungen stellen sollten: »Gefällt es mir? Macht es für mich und meine Arbeit Sinn? Was passt davon zu mir? Was glaube ich und möchte ich übernehmen? Wie kann ich es erlernen und mit meinem bisherigen Können und Wissen verknüpfen?«

LITERATUR

Andreas, S. & Faulkner, C. (2006). Praxiskurs NLP. 4. Aufl. Paderborn: Junfermann

Böhmer, M. (2011). Erfahrungen sexualisierter Gewalt in der Lebensgeschichte alter Frauen. 4. Aufl. Frankfurt: Mabuse

Brockhaus, F. A. (1999). Der Brockhaus in 15 Bänden. Gütersloh: Bertelsmann

Conzen, P. (2010). Erik H. Erikson – Grundpositionen seines Werkes. Stuttgart: Kohlhammer

Erikson, E. (1973). Identität und Lebenszyklus. Frankfurt: Suhrkamp

Feil, N. (1990). Validation. Wien: Verlag Altern & Kultur

Feil, N. & Klerk-Rubin, V. de (2013). Validation – Ein Weg zum Verständnis verwirrter alter Menschen. 10. Aufl. München: Reinhardt

Feil, N.; Sutton, E. & Johnson, F. (2014). Trainingsprogramm Validation. 3. Aufl. München: Reinhardt

Gens, K. D. (2007). Mit dem Herzen hört man besser. Paderborn: Junfermann

Goffmann (E. (2003). Wir alle spielen Theater. Die Selbstdarstellung im Alltag. München: Piper

Heinze, R. & Vohmann-Heinze, S. (1999). NLP – Mehr Wohlbefinden und Gesundheit. München: Gräfe und Unzer

Isert, B. & Rentel, K. (2000). Wurzeln der Zukunft. Paderborn: Junfermann

KDA (2001). Qualitätshandbuch Leben mit Demenz. Köln

Lubatsch, H. (2004). Dekubitusmanagement auf der Basis des Nationalen Expertenstandards. Hannover: Schlütersche

Masemann, S. & Messer, B. (2009): Storytelling und Improvisation in Training und Unterricht. Weinheim: Beltz

Masemann, S. & Messer, B. (2012). Touch it. Bonn: managerSeminare

Messer, B. (2008). Tägliche Pflegeplanung in der stationären Altenpflege. 3. Aufl. Hannover: Schlütersche Verlagsgesellschaft

Messer, B. (2009). Pflegeplanung für Menschen mit Demenz. 2. Aufl. Hannover: Schlütersche

Messer, B. (2014). Schluss mit dem Helfersyndrom. Hannover: Schlütersche

O'Connor, J. & Seymour, J. (2015). Neurolinguistisches Programmieren: Gelungene Kommunikation und persönliche Entfaltung. 20. Aufl. Freiburg: VAK

Rosenberg, M. B. (2010). Gewaltfreie Kommunikation. 9. Aufl. Paderborn: Junfermann

Sawitzki, E. (1995). NLP für den Alltag. Offenbach: GABAL

Scharb, B. et al. (2005). Spezielle validierende Pflege. 3. Aufl. Wien: Springer

Schmidt-Hackenberg, U. (2010). Wahrnehmen und Motivieren. 4. Aufl. Hannover: Vincentz

REGISTER

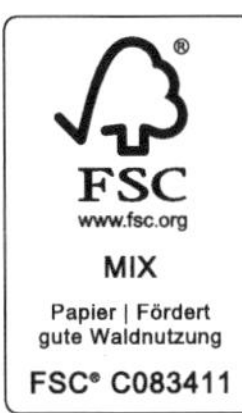

Zeitfracht Medien GmbH
Ferdinand-Jühlke-Straße 7
99095 Erfurt, Deutschland
produktsicherheit@kolibri360.de